AF368616

CLINIQUE

DES

PLAIES RÉCENTES.

CLINIQUE

DES

PLAIES RÉCENTES

OÙ LA SUTURE EST UTILE,

ET DE CELLES OÙ ELLE EST ABUSIVE;

Par LOMBARD,

Chirurgien en chef et Professeur de l'hôpital militaire d'instruction de Strasbourg; ancien Chirurgien consultant de l'armée du Rhin; membre de l'Institut national de France, de la Société de médecine de Paris, de la Société philotechnique de la même ville, de celle d'agriculture du département de la Meurthe, et de la Société libre des sciences et arts de Strasbourg.

Avec une planche représentant les aiguilles qui ont paru propres à cette opération.

A STRASBOURG,

Chez LEVRAULT, frères, imprimeurs-libraires;

Et à Paris,

Chez les mêmes, quai Malaquai, au coin de la rue des petits Augustins.

An VIII de la République française.

TABLE DES SECTIONS.

DISCOURS

PRÉLIMINAIRE.

Il m'auroit été bien agréable, sans doute, de pouvoir réunir à la clinique chirurgicale des plaies récentes, le genre de celles qui sont aujourd'hui le sujet de mes observations, puisqu'elles font partie de ces plaies ; mais à cette époque les circonstances et le temps ne me le permettoient pas.

L'intervalle que j'ai mis à faire succéder ce second cahier au premier, paroîtra peut-être un peu long ; au moins n'a-t-il pas été en pure perte : un sujet non moins essentiel, dont les matériaux étoient dès long-temps préparés, l'a rempli.

La chirurgie des plaies sanglantes attendoit naturellement celles qui, parmi ces plaies, demandent la suture ou la rejettent. Mais comme il entroit dans le plan que je me suis formé de placer immédiatement après elles la clinique de diverses espèces de tumeurs, cet objet excitant également mes désirs, je m'en suis occupé. Aussi tout ce que j'avois déjà rassemblé, à cette occasion, a-t-il partagé le cours de l'an VII, avec celui des blessures faites par armes à feu, dont je suis spécialement chargé par le règlement.

Commencer n'est pas finir, je le sais ; mais, beaucoup moins soucieux de mes intérêts particuliers, que de ce qui a rapport à ceux de tous, j'espère en voir prochainement le terme. Jamais je n'ai attaché à ces amusans travaux que la douce satisfaction de pouvoir, comme tant d'autres, contribuer aux progrès de l'instruction des élèves : je proteste donc bien sincèrement que, quelles que puissent être les circonstances, elles ne me feront, dans aucun temps, négliger la moindre occasion d'y concourir. Mes devoirs, au reste, m'en ont fait une habitude, et, chaque fois que je la satisfais, je me procure de nouvelles jouissances.

Parfaitement indifférent sur le contraste turbulent des événemens, qui, en se croisant, élèvent ou abaissent et ballottent à leur gré, l'homme qui ne connoît dans sa carrière d'autre plaisir que celui de servir utilement et paisiblement sa patrie, et qui par conséquent ne recherche ni le faux brillant d'une gloire passagère, ni l'éclat trompeur d'une fortune due au hasard, est toujours calme, même au milieu des affronts continuels qu'il reçoit de l'injustice. Il voit, avec toute la froideur du mépris, les intrigans courbés sous le poids humiliant de la bassesse, recueillir avec effronterie les fruits du terrain que d'autres ont ensemencé. Que lui importe à lui, en effet, qu'ils portent la prétention jusqu'à vouloir être supérieurs à l'art même qui les honore? Tributaire de cet art, l'homme sensible à ses bienfaits, cherche et saisit avec avidité l'instant de pouvoir s'acquitter avec reconnoissance de la dette qu'il a contractée avec lui : aussi n'est-il rien qu'il ne sacrifie à ses progrès et à sa gloire.

Persuadé que ce ne seroit pas s'affranchir honorablement de cette dette, que de lui offrir de vieilles erreurs, aussi ridicules que mensongères, présentées sous le titre de découvertes nouvelles, quoique déjà cent fois rajeunies, et toujours mortes immédiatement après leur naissance ; il se borne au simple récit des faits dont il a été témoin, après en avoir constaté l'authenticité par une longue suite d'expériences confirmatives, résultats de ses assidues conférences avec la nature malade, qu'il a péniblement suivie jusques dans ses égaremens et ses délires, sans la perdre de vue un seul instant. Il auroit droit de demander, alors, la cause du refus qu'on opposeroit à leur acceptation. Mais, toujours plein de respect pour la liberté des opinions, jamais il ne s'offense de voir contrarier la sienne, même par des subtilités ingénieuses qui ne tendent qu'à en affoiblir instantanément le mérite, mais incapables, au reste, de l'ébranler assez pour la détruire.

Il est vrai, et j'en ai fait quelquefois l'expérience à mes dépens, qu'une confiance illimitée en certains écrivains, m'a souvent induit en des erreurs grandes, dont je n'ai pu me dessaisir, qu'après avoir, moi-même, attentivement et longuement, observé la nature en état de souffrance.

Il en est, de ces écrivains, qui lui prêtent des vues si singulières et un langage si étranger, et qui craignent si peu de la faire mentir hautement, en conformité de leurs intentions, que l'on a souvent à se reprocher le temps que la curiosité arrache pour les parcourir.

Combattre la réalité des principes de l'art, ne pas plus croire à leur invariabilité qu'à celle de la nature; c'est nier l'existence du vrai. De l'instabilité dans les principes viennent la lenteur et l'insolidité des progrès de cet art. Tant qu'ils ne sont appuyés que sur des opinions contradictoires, ils sont toujours mobiles ; et rien n'annonce plus leur entier oubli ou leur prochaine destruction, que l'indifférence et la versatilité des auteurs dans le choix de ces opinions.

Il n'est donc réservé qu'à ceux qui connoissent et respectent les lois de l'économie animale, de donner à ces progrès la latitude et la solidité nécessaires pour les affermir. Nés de l'observation, l'expérience les nourrit, les fortifie, et, par succession de temps, ils prennent un caractère robuste et deviennent préceptes.

Aujourd'hui il n'est plus question de créer de nouvelles hypothèses ; il y en a déjà trop. Plus que jamais il importe de réparer, plutôt que d'édifier. Les pertes réelles que la médecine vient de faire par les secousses terribles de la révolution, l'ont jetée dans une sorte de langueur, qui impose avant tout, à quiconque la cultive avec intérêt pour elle, l'obligation de l'en tirer. Mais, pour la voir prospérer de nouveau, il faut d'abord la raviver, et on ne le peut sûrement qu'en lui restituant le même aliment dont la rigueur des temps l'a privée pendant plusieurs années.

Qu'on ne croie pas y parvenir jamais au moyen d'antiques opinions, déjà plusieurs fois rejetées comme vagues et indéterminées. Non - seulement trop de condescendance à les admettre retarderoit le retour de la médecine à sa dernière vigueur, mais la perdroit pour toujours. Celui qui a dit, en parlant d'elle, qu'il s'agissoit d'avoir une parfaite connoissance du mal pour le guérir, a pu faire bien des ineptes. A - t - on jamais dû imaginer que cette connoissance, qu'on annonce comme exclusive, donnoit, en même temps, celle des remèdes efficaces pour le dompter, ainsi que la science de savoir les placer à propos ? Cela se concevroit difficilement ; car, connoître la maladie, et indiquer le remède qui lui est propre, sont deux choses très-distinctes, sur lesquelles les vrais médecins ne s'abusent pas. Il est constant, d'ailleurs, que l'une et l'autre de ces deux connoissances ne peut être que le fruit d'une étude particulière, dont le praticien instruit sait faire un juste rapprochement dans la circonstance.

Ce paradoxe, qui n'a pu en imposer qu'aux foibles, a fait négliger à plus d'un la recherche des secours nécessaires pour combattre la maladie avec avantage. Il a pu se faire que quelques événemens heureux, décidés fortuitement, les aient trompés : mais, alors, n'y auroit-il pas abus de confiance à croire que des succès éphémères puissent jamais contribuer à l'agrandissement des lumières de l'art ?

A la bizarrerie de semblables propositions on a réuni celle des mots, sous prétexte de rendre les unes plus claires et plus intelligibles, et on a défiguré les autres, de manière qu'il est presqu'impossible de s'entendre sans encourir le danger de l'erreur.

On pardonne volontiers aux chimistes d'avoir imaginé des termes nouveaux pour donner explicativement le résultat des expériences neuves qui perfectionnent journellement leur art. En créant des choses, il étoit naturel de convenir des expressions par lesquelles on se les communiqueroit. Mais il n'en est pas ainsi de la médecine. Toutes les maladies internes qui peuvent affecter l'économie animale, sont généralement connues, ou à peu près ; on leur a même, par fois, attri-

bué des caractères différens, dont la
variété dépend souvent de celle de la
constitution de l'individu malade.
Aussi le nombre des diverses affections qui troublent la vie de l'homme,
est-il aujourd'hui incalculable ; mais
c'est le remède propre à cette foule
de maux qui n'est pas assez connu,
ou qui ne l'est pas du tout ; et, par une
fatalité bien singulière, c'est l'objet
dont on s'occupe le moins, ou que
l'on néglige le plus. La description
de la maladie ne donne d'abord que
des aperçus sur certains remèdes
généraux : mais elle n'indique point
le médicament particulier qu'on doit
lui opposer avec certitude du succès.
On sera toujours surpris que dans
l'instant où chacun s'accorde à dire
qu'il importe beaucoup de simplifier
la médecine agissante, chacun cherche,
en même temps, à rendre la science

qui conduit exclusivement à cette simplicité, plus obscure que jamais, par
une étude plus difficultueuse, et par
conséquent pénible et longue.

La médecine externe est heureusement à l'abri de ce reproche : elle
est simplifiée, de raison et de fait. Dès
long-temps on ne voit plus dans ses
arsenaux ces nombreuses et effrayantes
machines, qu'elle faisoit servir autrefois à la réduction des fractures, des
luxations, etc. C'est elle, la raison,
qui en a fait justice. Le génie de l'art,
de concert avec elle, lui a substitué
des moyens plus simples, beaucoup
moins rigoureux, et non moins salutaires. Il ne nous reste guères actuel-
lement de ces machines que la moufle.
Les avantages qu'on en retire communément dans les anciennes dislocations,
d'une réduction toujours difficile,
n'ont point encore été contre-balancés

par aucune autre machine d'une création
nouvelle, pas même par l'espèce
de cric, du citoyen Dupont, chirurgien
de Versailles, dont la structure em-
barrassante dans son transport, et le
peu d'aisance qu'il laisse à l'opérateur
pour appareiller le membre, cédera
toujours la supériorité à la moufle, à
supposer que ce cric puisse donner,
sur le mode d'extension, les mêmes
produits qu'elle; ce qu'on lui dispute,
non sans fondement.

Enfin, là où ces machines et les
remèdes sont insuffisans ou nuls, com-
mencent les opérations. On étoit convenu, depuis long-temps déjà, de la
nécessité d'une réforme à faire dans
la chirurgie sanglante; les gens de
l'art s'en occupoient utilement: mais
des événemens les en ont distraits.
Cette réforme embrassoit deux principaux objets, qui conduisoient à

d'autres, également essentiels. Il s'agissoit, d'une part, de diminuer le nombre des instrumens ; de l'autre, de corriger la défectuosité de ceux qui étoient indispensables, et de les simplifier.

La variété nombreuse de ceux que l'on emploie pour inciser la vessie dans l'opération de la taille, et qui tous remplissent également l'intention, quoique l'action n'en soit pas la même, est un exemple du premier cas. Non - seulement ces instrumens diffèrent par leur structure, mais encore par leur manière d'agir. Les uns incisent la vessie du dedans au dehors, tel est le lithotome caché ; les autres l'ouvrent du dehors au dedans, c'est le gorgeret d'Hawkins. Pareille singularité a lieu dans les dilatateurs incisoires, employés à dessein de donner plus d'étendue à l'anneau, dans l'opération de la hernie. La forme et le jeu de ces divers instrumens, d'une structure différente, ont fait naître des discussions bien intéressantes parmi les savans. Indépendamment des vices qu'on se croyoit autorisé à leur reprocher en particulier, chacun croyoit voir, dans celui qu'il avoit adopté de préférence, certains avantages que n'avoient pas les autres. Quoi qu'il en soit, il est résulté de ces discussions un foyer de lumière qui a éclairé les personnes de l'art, et tourné tout à son profit. Mais, les opinions étant restées diverses, on s'est abstenu de prononcer définitivement sur le choix.

On pourroit en dire autant, à peu près, de la métamorphose que vient d'éprouver tout récemment le couteau à amputation. De ce qu'elle a été généralement adoptée, *nemine contra-*

dicente, il ne s'ensuit pas qu'elle soit indifférente à l'art.

L'auteur de cette métamorphose est feu Louis ; cet homme à jamais célèbre par la réputation méritée que lui avoient acquise ses hauts talens ; et dont la perte a fait disparoître en partie l'éclat dont s'enorgueillissoit la chirurgie française ; Louis, dis-je, vit dans la forme rectiligne du tranchant de cet instrument une parfaite égalité avec celui, de forme curviligne, pour la section des chairs. Ce rapport de mérite n'étoit pas tellement exact, cependant, qu'il ne crût l'un préférable à l'autre. D'ailleurs le couteau droit ne lui présentoit pas les mêmes inconvéniens que le couteau courbe, selon l'ordre qu'il prend dans la caisse d'instrumens, où, au lieu de deux, il conçut l'idée d'en ranger trois, de différentes grandeurs, et en un moindre espace que celui qu'occupoient les deux couteaux courbes. Ces motifs entrèrent pour quelque chose dans les raisons qui le lui firent adopter ; et j'en fus témoin.

Le couteau droit n'est pas d'invention nouvelle ; on sait qu'il a existé de tout temps : Louis n'a donc fait que le substituer au couteau courbe, dans la circonstance dont il est question. C'est le retour du comte d'Estaing en France, après sa campagne maritime de 1780, qui lui a fait naître l'idée de cette substitution, dans une entrevue qu'eut avec lui ce grand chirurgien chez un de leurs amis communs. (*)

____

(*) Le comte d'Estaing portoit habituellement sur lui un grand couteau droit, à ressort, dont il se servoit pour découper les viandes. Une partie de la lame étoit cachée dans le manche, au moyen du ressort ; et l'autre l'étoit par une gaine qui recouvroit les deux tiers du couteau.

Il seroit question de savoir, aujour-d'hui qu'on a fait un long usage de ce couteau durant la guerre, si cette nouvelle forme est préférable à l'ancienne. Les sentimens peuvent être divisés, ici comme par tout ailleurs; mais, quoique personne ne se soit encore prononcé ouvertement contre son usage, cela n'empêche pas qu'il n'y ait eu quelques réclamations sourdes à ce sujet. Les praticiens, qui ont été dans le cas d'employer souvent ces instrumens, disent que le tranchant du couteau droit posé sur un corps arrondi, tel que la cuisse ou le bras, n'occupe qu'un très-petit point, et que, par conséquent, il ne doit avoir, sur les chairs à diviser, qu'une action proportionnée à ce point

---

Il est peu de personnes qui n'aient vu, ou ouï parler, à cette époque, de ces couteaux, auxquels on donnoit le nom de couteaux à la d'Escaing.

avec lequel il est en contact. Il résulte de là, disent-ils, que la section est plus lente avec le couteau droit qu'avec le couteau courbe, dont le tranchant occupe plus de surface. Ils en tirent ensuite cette conséquence, que le premier ne doit agir que foiblement sur les parties à couper, puisqu'il demande un point d'appui plus fort à l'opérateur, dans son trajet sur les chairs, et qu'il lui oppose une sorte de résistance dans le cours de l'action, qui doit les diviser à la profondeur nécessaire. Ces praticiens invoquent en faveur de leur assertion la nécessité où l'on est de porter, à plusieurs reprises, le couteau droit sur les chairs, pour en couper complétement les portions qui ont dû échapper à son tranchant, malgré toute l'attention de l'opérateur. Ils en accusent, en partie, la forme de l'instrument, dont la pointe droite est, selon eux, une défectuosité d'autant plus sensible, qu'elle n'est d'aucune utilité dans la section. Il y a plus; ils soutiennent qu'il y auroit autant de maladresse que de mauvaise grâce dans le procédé de celui qui voudroit en faire servir la pointe à cette intention. Ils vont plus loin, car ils ajoutent que ce vice de conformation ne peut être corrigé par la dextérité du chirurgien, attendu qu'il lui est impossible d'en fixer assez exactement, et assez solidement, l'extrémité sur les chairs, pour en compléter la section.

Toujours abondans dans leur sens, et pour démontrer que le couteau courbe accélère la section des chairs, ils donnent pour supplément, que le tranchant de cet instrument embrasse, par sa courbure, la moyenne partie, à peu près, du membre à couper. Il suit de là, à ce qu'ils prétendent, que,

sa progression étant aussi active, toutes
choses égales d'ailleurs, que celle du
couteau droit, il est incontestable qu'il
doit diviser une étendue de chairs
beaucoup plus grande, dans un temps
moindre. Ils observent, ensuite, qu'au
moyen de sa courbure le point d'ar-
rivée se trouve constamment réuni
à celui du départ, dans la ligne circulaire que l'on fait décrire à l'instrument, par la raison qu'il y a moins
d'intervalle à parcourir d'un point à
l'autre, la section faite avec le couteau courbe ayant son principe beaucoup plus en dehors du membre que
celle tracée par le couteau droit, dont
la lame est d'ailleurs très-sujette à se
dévier. Ils veulent, en outre, qu'au
moyen de cette courbure on termine
très-aisément cette partie de l'opération, en élevant modérément la main
agissante, tandis qu'en se servant du

couteau droit, il faut en forcer la situation pour y parvenir, ce qui n'est pas d'une exécution facile pour tous les opérateurs. L'usage vulgaire, qui a adopté un tranchant courbe, pour couper un corps rond, leur sert d'exemple de comparaison. La préférence donnée à l'instrument connu sous le nom de serpe, employé dès les temps reculés pour émonder les arbres, instrument large, plat et recourbé vers la pointe, est celui qu'ils mettent en parallèle. (*)

Au reste, ceux qui ont été à

(*) Les bûcherons, les jardiniers, et les vignerons surtout, recherchent toujours celles dont la courbure décrit exactement le demi-cercle, et ce n'est pas sans motif. En effet, c'est un vice de construction assez ordinaire dans cet instrument, de ne faire commencer la courbure qu'à deux ou trois pouces au-dessous de la pointe. Celles de ces serpes dont on se sert particulièrement pour la taille des arbres et de la vigne, doivent nécessairement avoir la forme de demi-cercle.

même de comparer ces deux instrumens dans l'acte opératoire, peuvent mieux que tous autres apprécier cette différence. L'expérience en pratique est toujours plus énergique et plus persuasive que la comparaison décrite. Les avantages particuliers dont on croit ces deux couteaux susceptibles, chacun dans leur forme, doivent infailliblement décider, un jour, les gens de l'art, à qui le courbe ou le droit ne peut être indifférent.

Le couteau à amputation n'est pas le seul instrument qu'on ait corrigé. Le génie du praticien ne se développe jamais mieux que dans la circonstance du besoin. La preuve en est acquise dans les changemens qu'ont éprouvés de nos jours les instrumens religieusement consacrés, autrefois, à l'opération de la fistule à l'anus et à celle de la fistule lacrymale, que je

me plais à citer toutes deux pour
exemples. La nature de ces maladies,
et leur siége déterminé, étant aujour-
d'hui parfaitement connus sous tous les
rapports, il a été plus facile dès-lors
d'y porter remède, d'adoucir la rigueur
des opérations qui leur conviennent,
et d'en abréger la guérison. Actuelle-
ment ces opérations ne sont plus compliquées de cet appareil d'instrumens,
d'un seul desquels on ne faisoit pas
grâce au malade. Déjà on a soustrait
du nombre l'aiguille qui servoit à
séquestrer la portion des chairs que
le bistouri devoit exciser, dans l'opération de la fistule à l'anus, soit que
l'ulcère sinueux avoisinât le rectum,
soit qu'il l'intéressât. Outre que le passage de cette aiguille dans le trajet de
la fistule excitoit chez le malade des
douleurs excessives, elle avoit encore
l'inconvénient d'être le sujet d'une

pénible attention pour l'opérateur qui la dirigeoit, et qui devoit en retirer l'extrémité pointue par l'anus, de manière à lui faire former une anse dans son centre. On conçoit combien le malade avoit à souffrir des rigueurs de ce préliminaire. De son côté le chirurgien le plus adroit ne pouvoit pas toujours se garantir d'être blessé. Le doigt indicateur de la main droite y étoit particulièrement exposé, puisqu'il devoit couvrir la pointe de cette aiguille, et la favoriser dans l'ouverture qu'elle avoit à se pratiquer à travers les tuniques intestinales. Il devoit être encore là, ce doigt, pour la ramener au dehors, et préserver de ses insultes la paroi opposée de l'intestin.

Enfin, l'inutilité de cet instrument, son infidélité, sa rudesse, ont dû être un sujet d'observations dans la représentation de ce procédé opératoire,

trop long-temps conservé parmi les
cent et une méthodes proposées pour
mettre fin à cette maladie. Celle d'aujourd'hui, qui consiste simplement à
inciser du dedans au dehors avec le
bistouri, et du dehors au dedans avec
le ciseau à une branche obtuse, suffit
à tout. Cette opération est infiniment
plus simple, beaucoup moins rigoureuse, et jamais infidèle, entre les
mains d'une personne de l'art d'un
médiocre savoir.

L'opération de la fistule lacrymale
est de même très-simplifiée. Elle doit
cette simplicité à celle des instrumens qu'on y fait servir. Une espèce
de bistouri extrêmement pointu, de la
largeur de trois lignes, et long de six,
assuré dans un manche de grandeur
convenable, et un trois-quart portant
canule, ont utilement remplacé tous
les instrumens, les sétons et les ma-

chines qui ont mis si long-temps à la torture l'imagination de nos prédécesseurs, toujours sous le spécieux prétexte d'assurer le succès de l'opération, et de rapprocher le terme de la cure.

Il est hors de doute que, toutes les fois que le cours des larmes sera retardé ou interrompu, elles feront saillir le sac lacrymal. Alors, il y aura obstruction, complète ou non, du canal nazal, etc. Or qu'y a-t-il de plus propre à lever cet embarras, que de porter dans ce canal osseux une canule proportionnée à sa capacité? Le trois-quart qui en sera chargé renversera l'obstacle, et la canule, en place, ne permettra pas à ce canal de s'obstruer de nouveau.

Cette méthode n'est ni nouvelle, ni recherchée : l'idée de la canule avoit été saisie depuis long-temps. Peut-être

est-ce la difficulté de l'introduire iso-
lément, qui l'a fait abandonner ; ou
peut-être aussi sa défectuosité. Mais
qu'importe ? A cette époque on crut
devoir lui préférer les injections, les
stylets, les sétons, et le cautère actuel,
moyens douloureux, souvent exaspé-
rans, très-lents dans leurs résultats,
toujours incertains, et presque toujours infidèles. Ici, la manière d'introduire la canule avec le trois-quart,
simplifie l'opération, l'abrége, et prononce en faveur du succès. J'ai concouru de cette manière à beaucoup
de guérisons radicales de cette espèce
de fistule et je suis témoin des heureux effets que ce procédé a eus, nombre de fois, entre les mains d'un de
mes confrères.

Retrancher du nombre des instrumens prétendus indispensables pour
une opération, ceux qui sont inutiles

et malfaisans ; en corriger d'autres, dont
la forme vicieuse en complique ou en
retarde le jeu : c'est tout à la fois perfec-
tionner l'art d'opérer et celui de guérir.
Plus les instrumens sont multipliés et
compliqués ; plus, sans doute, l'opération est longue. L'abréger, c'est rapprocher le terme de la douleur, et en
prévenir la durée. Lorsqu'elle est vive
et prolongée, elle fatigue, décourage
et épuise. On sait de reste jusqu'à
quel point elle influe sur certains in-
dividus, et l'effet qu'elle peut produire.
J'ai vu un jeune homme y succomber,
dans l'opération de la taille, au moment où le chirurgien chargeoit une
seconde pierre, d'une forme difficile
à saisir. L'histoire dit qu'un autre mourut sous la violence du mal qu'il en-
duroit dans le cours des moyens employés pour extraire une balle qui avoit
pénétré jusqu'aux os, en traversant

l'épaisseur des muscles solaires et jumeaux. J'ai soigné un blessé, qui entroit en convulsion à l'approche du pansement le plus simple. Heureusement ces cas sont rares : mais, lorsque la douleur est aiguë et excessive, que le sujet est pusillanime et extrêmement sensible, il peut se faire qu'elle cause quelques dérangemens subits dans les fonctions importantes de la vie, et que, par suite, il en résulte des accidens, dont on méconnoit souvent la cause, et où, par conséquent, le vrai remède est difficile à saisir. Enfin, ces réformes, ces corrections, et ces inventions neuves, sont communément l'œuvre des circonstances : on peut les considérer aussi comme le fruit des réflexions. L'expérience confirme ensuite ce que l'observation a recueilli conjointement avec elles. Le point de perfection où l'on a porté récemment une partie des instrumens les plus en usage, en est le produit. Les sondes, les stylets, les pinces à pansemens, les ciseaux, les bistouris, etc., sont de ce nombre. Aussi, quoi qu'en dise le savantisme, les pansemens s'exécutent-ils avec beaucoup plus d'ordre et de méthode qu'autrefois. La guérison des plaies est généralement moins tardive, et cela surtout depuis qu'on n'a plus aussi rigoureusement éloigné de la pratique les onguens et les emplâtres, et qu'on a su en user à propos. Enfin, le manuel journalier de la chirurgie des hôpitaux court évidemment à la perfection où on désire le voir parvenir. Au reste, il en est peu, d'entre ceux qui l'exercent, qui ne s'intéressent à son agrandissement et à sa gloire.

Les plaies faites par armes à feu, dont la saine méthode curative a été

long-temps l'objet des sollicitudes du
chirurgien militaire, reçoivent actuel-
lement des secours non équivoques. Il
est vrai que, pour se dépouiller entièrement des vieilles erreurs, il a fallu
l'événement de la guerre, qui nous
occupe encore, dont la durée a sans
cesse remis sous les yeux ce genre de
blessures. C'est par la comparaison du
résultat des pansemens, qu'on s'est
généralement décidé à donner la préférence au nouveau système sur l'ancien ; et il s'est concilié les suffrages
à l'unanimité.

Il semble d'après cela, que les accidens particuliers à la nature de ces
plaies, ne devroient plus fixer désormais aussi scrupuleusement l'attention
du chirurgien d'armée. Elle est encore
telle, cependant, qu'on seroit tenté
de croire qu'il auroit à se reprocher
de la partager avec les accidens des

plaies sanglantes, qu'il est fondé en quelque sorte à regarder comme beaucoup moins intéressantes. Il ne voit dans elles que des chairs divisées par le fer tranchant : familiarisé avec ces divisions, il les traite souvent avec trop d'indifférence, persuadé qu'il est qu'elles ne demandent rien autre à l'art que la réunion, communément favorisée par l'usage des moyens ordinaires, méthodiquement employés. Mais de cette indifférence, il en résulte quelquefois de grands abus dans l'ordre des secours que ces plaies attendent du chirurgien, pour être plus promptement cicatrisées. On ne croit point assez aux accidens des plaies simples : cependant, ainsi que les plaies compliquées, elles ont les leurs. Je fais abstraction de celles de ces plaies qui pénètrent les cavités avec lésion, où les principaux accidens appartiennent plus directement aux viscères blessés, et sont toujours en raison de leur délicatesse et de leur importance dans l'ordre conservateur de la vie. Ce seroit le cas de se demander pourquoi le même zèle qui porte l'officier de santé sur le champ de bataille, pêle-mêle avec les combattans, lui inspireroit plutôt d'amputer le membre blessé, souvent sans espoir de succès, à l'instant qu'il vient d'être grièvement atteint, que de faire au besoin la ligature d'une artère, dont l'ouverture doit causer irrémissiblement la perte du blessé ? car, ici, plus que dans les plaies faites par armes à feu, il ne lui faut qu'un instant pour perdre la vie, comme il n'en faut qu'un pour la lui conserver.

Pourquoi, encore, répugneroit-il à placer quelques points de suture dans une énorme plaie, simple ou à lambeau, lorsqu'il auroit la certitude que le bandage unissant est incapable de maintenir les lèvres de la plaie en contact? Ne sait-on pas que le mouvement et l'attitude contrariée, auxquels le blessé est souvent obligé de céder durant son transport dans l'hôpital le plus prochain, peuvent les déplacer, ainsi que les pièces de l'appareil le mieux adapté? et si ces sutures devenoient inutiles, ou qu'on les crût nuisibles à la guérison, ne seroit-il pas loisible alors au chirurgien à qui le malade seroit confié, de les supprimer sur-le-champ? Quelque naturels que paroissent ces motifs, on leur fait souvent l'injustice de les repousser.

Il est possible que l'instrument ordinaire, désigné pour cette opération, ne soit point indifférent à chacun; mais ce ne doit pas être une raison pour en rejeter absolument l'usage conditionnel. A la vérité, ceux qui ont été à même de l'employer souvent, lui reprochent généralement des vices de construction qui ont pu contribuer au discrédit de la suture.

L'occasion, plus fréquente dans les grands hôpitaux qu'ailleurs, d'avoir recours à ce moyen, m'avoit déjà convaincu depuis long-temps de la certitude des inconvéniens dont on ne cesse d'accuser ces aiguilles, sans trop savoir pourquoi. Je crus m'apercevoir que leur forme pouvoit y entrer pour beaucoup; et en effet. Aussi pris-je plaisir, en 1789, à y faire quelques changemens. Peut-être me serais-je déterminé à publier ces corrections d'abord, si je n'eusse été instruit que l'académie de chirurgie d'autrefois se proposoit d'en faire un jour le sujet de son programme. Mais il ne suffisoit pas d'avoir devancé ses désirs par ces corrections; il s'agissoit encore de savoir si elles les eussent remplis.

Il est de fait que ce qui m'avoit été annoncé se réalisa. Mais, le concours m'étant interdit, alors, en ma qualité d'associé à cette compagnie *célèbre*, cette considération imposante ne permettoit pas que je me misse sur les rangs des prétendans à l'honneur de la récompense qu'elle destinoit au meilleur mémoire sur cette matière, lorsqu'en 1790 elle proposa cette question.

« Déterminer la meilleure forme
« des diverses espèces d'aiguilles pro-
« pres à la réunion des plaies, à la
« ligature des vaisseaux, où leur usage
« sera jugé indispensable etc., etc. »

Les essais multipliés que j'avois faits de ces aiguilles corrigées, sur les cadavres, en présence de mes élèves;

l'avantage que j'en avois ensuite recueilli en particulier, sur le vivant, leur attachèrent ma confiance. Aussi n'hésitai-je plus de les substituer à celles d'autrefois, dans les caisses d'instrumens que le gouvernement me chargea de faire confectionner à Strasbourg, pour le service des hôpitaux de l'armée à laquelle je fus employé dès l'ouverture de la première campagne, en 1792, v. st.

Habitué à me faire tableau de tous les objets dont je m'occupe, j'essaie de peindre aujourd'hui l'antique défectuosité de ces aiguilles, et les corrections dont je les ai crues susceptibles. Je ne serai pas long dans le détail des cas où leur usage m'a paru indispensable. Peut-être m'étendrai-je un peu sur ceux où l'on croit à leur inutilité absolue. Mais je ne puis, à travers cette répugnance générale, taire certains cas, où l'usage ancien, préférablement à la raison, admettoit indistinctement les sutures.

Cette courte dissertation devant être considérée comme une suite de la Clinique des plaies, je ferai en sorte de ne pas m'écarter trop du but que je me propose.

Il seroit possible que je contrariasse l'opinion de quelques praticiens. Mais ils sont trop justes, ceux-là, pour m'en faire un reproche. Je suis loin d'avoir des prétentions, comme beaucoup d'autres; cependant, j'ai la liberté de dire ce que je pense, d'après ce que j'ai vu. Personne, plus que moi, n'aimeroit mieux à apprendre que ces aiguilles sont déjà perfectionnées, et connoître, en même temps, les moyens de se dispenser de leur usage : mais ce seroit alors la perfection inutile, et mon désir, à cet égard, paroîtroit

ridicule. Que l'on ne croie pas que
je puisse être jamais jaloux de savoir
que cet instrument a été corrigé par
une autre main, qui a su le rendre
aussi commode que bienfaisant. Un
art aussi noble et aussi précieux que
celui qui intéresse la vie des hommes,
ne souffre point de jaloux ; il n'ac-
cueille jamais que les paisibles imitateurs. Avec l'ambition de faire le bien,
on peut déplaire à quelqu'un, sans
pour cela lui nuire. Celui qui y réussit avec de moindres efforts, n'est
pas plus louable aux yeux de la société
que celui qui en a fait de grands. Le
bien seul doit être considéré, de quelque part qu'il vienne. L'homme qui
s'en occupe réellement, quoique sans
succès, n'a pas moins de droits à la
reconnoissance : on doit lui tenir
compte de son intention. Ce n'est
pas toujours, cependant, que ses vains

efforts sont respectés : le plus souvent on le censure, même avec aigreur ; on l'outrage, et on va jusqu'à blâmer en lui l'intérêt qu'il a pris à la recherche du vrai. (*)

(*) Un soi-disant chirurgien, inepte à dire d'expert, mais fort instruit, et très-habile d'ailleurs dans l'art d'accroître des possessions dont il a la modestie de cacher artificieusement la source, par pure délicatesse pour les intérêts d'autrui, critiquoit un jour audacieusement en public un instrument dont il ne connoissoit ni le nom, ni la structure, ni le méchanisme, ni par conséquent les motifs d'utilité qui l'ont fait imaginer pour l'opération à laquelle on le destine : cela n'empêcha qu'il ne le proscrivît à tue-tête, et n'en défendît impérativement l'usage à ses auditeurs.

On voudra bien croire, d'après la fidélité de ce récit, que ce particulier n'avoit pas débuté par leur en faire la description ; et sur quoi donc, demandera-t-on, a-t-il pu fonder sa proscription ? oh, le voici ! c'est sur l'auteur seul de cet instrument, qui, plusieurs fois, sans lui adresser la parole, l'avoit fait pâlir de sa profonde et pompeuse ignorance.

Enfin, la séance finie, un citoyen d'entre les plus jeunes de son auditoire, très avide d'ins-

Entraîné par le doux sentiment de la reconnoissance envers ceux qui travaillent à presser les progrès de l'art dans l'intention de servir plus habilement et plus sûrement l'humanité, je me laisserois volontiers aller à cette digression. Mais je craindrois que l'on ne m'accusât de vouloir faire la guerre à ceux qui, enflammés du même désir que moi, exigeroient que toutes les choses fussent pour le mieux, sitôt qu'ils ont jugé nécessaires les changemens à opérer pour y parvenir.

Un peu trop de confiance à d'anciens principes, fait qu'on les respecte. Peut-être le temps n'est-il pas loin

truction, le pria de vouloir bien lui énoncer les motifs de cette sévère condamnation. Le pédant s'échauffe et crie à l'insulte pour toute réponse. Alors le disciple prend l'honnête liberté de lui faire une leçon de maître. Mon homme rougit, tourna le dos, et s'enfuit.

où l'on se croira en mesure pour les ébranler, et alors nos descendans les saperont sous la racine. Il y auroit de l'injustice cependant à en vouloir à nos prédécesseurs de n'avoir pas devancé nos projets.

On ne peut se dissimuler que la méthode ancienne de traiter les plaies sanglantes, décrite dans plusieurs auteurs de réputation, a nécessairement besoin d'être rajeunie. Il y a certainement matière à corriger et à substituer dans cette méthode, si l'on veut qu'elle se ressente aussi des progrès de l'art. C'est ce qui me fait dire qu'un traité complet, autant qu'il peut l'être, sur cet intéressant sujet, honoreroit, pour toujours, son auteur, en enrichissant la chirurgie active dans la personne du jeune praticien ; attendu qu'il n'a de moderne à consulter, aujourd'hui, que des histoires isolées, et à suivre que des régles trop générales pour ne pas être insuffisantes.

Si je publie cette dissertation, c'est moins dans l'intention de faire connoître la nouvelle forme que j'ai donnée aux aiguilles à suture, que pour distinguer les cas où l'expérience m'a prouvé, tout à la fois, et l'utilité et l'abus des ligatures. Mais avant que d'exposer mon opinion sur les différens points de pratique relatifs à la nécessité des sutures et à ceux où l'on en abuse, il convient de décrire les diverses espèces d'aiguilles, et la méthode générale de s'en servir.

CLINIQUE

DES PLAIES SANGLANTES.

SECTION PREMIÈRE.

Division des aiguilles usitées
aujourd'hui.

L ES aiguilles dont on se sert en chirurgie
sont de deux sortes. Les unes, les droites, sont
principalement destinées à coudre les bandes
et autres piéces d'appareil, ce sont les aiguilles
ordinaires : les autres sont courbes, et leur
destination est de servir à diverses opérations.
Leur forme a toujours varié, selon les circonstances qui font une nécessité de leur
emploi.

L'art de préparer les appareils, et d'assurer
les différentes parties qui les composent, est
d'un intérêt connu en chirurgie ; je ne crois
donc pas sortir de l'enceinte que je me suis
tracée, en disant un mot des aiguilles droites,
dont l'on se sert journellement à cette occasion.

Ces aiguilles sont le résultat d'une petite

verge d'acier, cilindrique, préparée à dessein; elles varient dans leur longueur et dans
leur grosseur. Leurs différentes dimensions
les rendent applicables à la grossièreté ou à
la ténuité du fil dont le linge est tramé, et
à son tissu plus ou moins serré.

En général, on préfère les aiguilles à coudre
fabriquées en Angleterre, à celles que l'on fait
en France. Ce n'est cependant pas qu'il ne soit
très-possible de les travailler aussi parfaitement
ici que là; mais l'acier a la réputation d'être
d'une meilleure qualité en Angleterre, et on
ne peut se dissimuler qu'elles n'y soient
soignées avec beaucoup plus d'art. Le sexe, à
qui l'usage en est plus familier, y attache
une grande préférence. Quiconque, au reste,
comparera les unes aux autres, se décidera
toujours en faveur des aiguilles anglaises.

Celles-ci, depuis leur partie supérieure,
qui est la plus grosse, perdent de leur
volume, par une diminution insensible, et
deviennent toujours plus grêles, à mesure
qu'elles se prolongent vers leur extrémité
antérieure, qui se termine par un délié extrêmement aigu.

Celles qui sortent des mains de nos ouvriers sont bien différentes. L'ensemble de l'aiguille se soutient de la même grosseur, depuis l'extrémité postérieure jusqu'à l'antérieure; et là, elle se termine, tout-à-coup, par une pointe courte, dont la base est arrondie. Ce vice de construction est trop saillant, dans la comparaison qu'on peut en faire avec les aiguilles étrangères, pour échapper à l'œil. Quant au chas, il est également bien proportionné dans l'une et dans l'autre.

Des aiguilles à suture.

Avant que de proposer la correction d'un instrument, il importe d'en faire connoître les défauts de construction, et les inconvéniens qui en résultent. L'aiguille courbe d'autrefois est dans ce cas. C'est peut-être de tous les instrumens de chirurgie, celui qui se présente le moins favorablement à la main du jeune chirurgien, et c'est sa structure vicieuse qu'on doit en accuser. Je prends à témoin de cette vérité, son embarras dans la manière de la saisir, et la difficulté qu'il a de la placer entre ses doigts pour l'assujettir. C'est au point, que le chirurgien exercé est quelquefois obligé de composer avec cet instrument ; tant il est vrai qu'il faut de l'étude pour apprendre à l'embrasser avec grace, du bout des doigts, et le contenir solidement durant l'opération.

Au reste, plus les instrumens sont grêles, plus ils exigent de délicatesse et d'adresse de la part de ceux qui les manient. Mais ici, ce n'est pas seulement l'exiguité de l'instrument qui en rend l'usage difficile et pénible ; c'est sa structure. Aussi n'est-ce pas sans raison qu'on avoit imaginé des porte-aiguilles, autant pour en faciliter l'usage, que pour prévenir les accidens qu'elles étoient disposées à faire naître. Mais il est vrai que l'embarras et les difficultés renaissantes dans l'assemblage de ces deux instrumens, les ont fait abandonner, ainsi que les canons fenêtrés, que leur inutilité seule a condamnés à la proscription Quelques détails sur la forme de cette aiguille en feront peut-être, mieux encore, sentir les défauts.

La rotondité parfaite de son corps, la forme de sa tête, dont les côtés applatis ne laissent point de prise aux doigts ; sa courbure, qui affecte particulièrement la pointe, entièrement occupée, dans les petites aiguilles surtout, par l'extrémité de l'indicateur et du grand doigt d'une part, et de l'autre par celle du pouce, enchaînent évidemment, dans l'action, les facultés de l'opérateur. On le voit, en effet, composer avec ses doigts pour les déplacer à propos, à mesure que l'instrument pénètre dans les chairs, les rapprocher et les éloigner de sa tête, dont la forme peu commode lui fait quelquefois changer de direction. Il résulte de là, que cette opération, si simple en apparence, ne laisse pas que d'être pénible, en même temps qu'elle est fatigante et douloureuse pour le malade.

Si par ce simple exposé on a déjà pu faire pressentir que les vices de construction, justement reprochés à l'extrémité postérieure de cet instrument, doivent influer défavorablement sur l'opération ; que n'a-t-on pas à redouter de la disposition contre nature de son extrémité antérieure ? La pointe, qui doit nécessairement figurer en moindre, avec celle des lancettes à grain d'orge, est généralement

défectueuse dans la plupart de ces aiguilles.
C'est une base étroite et applatie, dont la longueur comprend à peu près la moitié de cet
instrument, et qui vient insensiblement filer
une pointe, dont l'exiguité et la foiblesse
cèdent souvent à la résistance des tégumens,
dont l'épaisseur et la consistance ne peuvent
ni ne doivent être partout les mêmes. Ce
n'est pas tout encore : les tranchans sont beaucoup trop prolongés, assez inutilement ; ce
qui ajoute à son imperfection. Ce vice essentiel est un de ceux sur lequel les couteliers ne
s'observent jamais assez, faute de leur en faire
sentir les conséquences ; et, certes, ce vice
n'est pas un des moindres.

Il est incontestable, d'ailleurs, que toute
aiguille courbe qui décrit une ligne droite,
depuis sa partie postérieure jusqu'à la moitié
près de son tout, doit embrasser toujours plus
de substance charnue qu'on n'a le projet d'en
saisir en opérant, quelque attention qu'on y
apporte. Ce genre d'inconvénient n'est pas
le seul ; car l'aiguille, en s'engageant de suite
dans la profondeur des chairs, contre le gré
de l'opérateur, trace d'abord, par son extré-

mité antérieure, une ligne courbe, que sa
moyenne partie postérieure doit ensuite parcourir en ligne droite; ce qui doit évidemment rallentir sa marche, et froisser les chairs.
Et qu'en résulte-t-il? que le frottement et la
pression, qu'elle occasionne dans son trajet,
augmentent la douleur, et causent infailliblement une inflammation, qui par la suppuration qui la suit, détruit en un instant
la réunion projetée; que le chirurgien, toujours désireux d'abréger l'opération, contribue, sans intention, à accroître le mal, lorsqu'il précipite la sortie de cette aiguille en la
tirant de force par la pointe. Par ces ma-
nœuvres il est difficile alors qu'il échappe aux
risques de se blesser, et qu'il ne fatigue beaucoup le malade.

Quand on se représente la foule de maux
inséparables de la forme vicieuse de cet instrument, on est surpris qu'il n'ait pas fixé
plus tôt l'attention des personnes de l'art.

Les aiguilles à suture sont tout aussi défec-
tueuses dans la 56.ᵉ table de l'arsenal de
chirurgie de M. Brambilla, que dans la 83.ᵉ
planche de l'art du coutelier par Perret. On

ne s'en étonnera plus, lorsqu'on saura que
M. Brambilla, dont le premier soin devoit
être d'abord de les corriger, au moins à un
certain point, n'a jamais copié que du vieux,
qu'il s'est fait un mérite de donner pour du
neuf. S'il eût consulté Garangeot, il auroit
vu que ce chirurgien de réputation, frappé
des deux vices principaux que ces aiguilles
présentoient, et dans leur tranchant, et dans
leur courbure, désiroit déjà qu'on les cor-
rigeât; qu'Heister étoit tellement convaincu
de la nécessité d'ajouter à cette courbure,
qu'il reproche à Ulhoornius de trouver ses
aiguilles trop courbes, quoique cependant
elles ne le fussent point assez. On est même
étonné, d'après les réflexions de ce grand
chirurgien, de voir les mêmes vices repro-
duits dans les tables des instrumens gravés à
la suite des œuvres posthumes de Petit. On
se demande en vain, par quel événement
le savant éditeur d'un ouvrage qui a contribué
aussi utilement aux progrès de l'art, a pu être
si indifférent sur un objet qui intéresse de si
près sa perfection.

Aiguilles corrigées.

LA forme qui m'a paru la plus convenable
et la plus propre à donner à ces aiguilles,
est celle d'un demi-cercle; mais pour cela
il falloit que la totalité de l'instrument y con-
tribuât. Au moyen de cette courbure semi-
circulaire, on a l'avantage, en la portant à une
distance donnée d'une des lèvres de la plaie,
de la voir reparoître à la même distance, a
peu de chose près, de la lèvre opposée, lorsqu'elle est dirigée par une main exercée,
quelle que soit la profondeur qu'elle ait a parcourir; la grosseur et le volume des aiguilles
devant être proportionnés à la capacité du
fond de la blessure à suturer. Ayant démontré sensiblement déjà que les aiguilles anciènnes
ne peuvent être solidement contenues qu'avec
peine par l'opérateur, eu égard à la rotondité de leur corps, et à la forme de leur
tête; je leur ai donné une surface plate, en
conservant à l'extrémité postérieure une épaisseur suffisante pour y percer un trou à froid;
trou qu'il est facile d'évider, et d'équarrir avec
la lime. Les dimensions de cette ouverture
sont toujours relatives au volume de l'instru-

ment, et à la capacité de sa tête, aux dépens
de laquelle est creusée antérieurement et pos-
térieurement une rainure assez profonde pour
loger le ruban et le tenir en direction. Il
est bien sous-entendu que cette tête doit être
un peu moins large que le triangle qui vient
former la pointe. Sans cette précaution, l'extrémité postérieure de l'aiguille ne passeroit
qu'avec difficulté à travers la plaie artificielle;
ce qu'on a principalement pour objet d'éviter
au moyen de cette construction.

Par ces dispositions, non-seulement le ruban
de fil n'éprouve aucun changement dans son
cours, mais il reste constamment placé dans
les rainures, creusées plus profondément que
dans les aiguilles courbes ordinaires. Son anse
y est totalement à couvert, et ne peut causer
ni frottement, ni irritation douloureuse, en
traversant la peau et en s'engageant dans les
chairs. Au moyen de cette forme, elle facilite beaucoup l'opération, et en adoucit les
rigueurs. On n'a point à craindre, alors, que
le pli formé par l'anse de la ligature froisse
et déchire les portions charnues qu'il parcourt, et retarde la sortie de l'aiguille, par

la résistance qu'il éprouveroit sans cela dans
son trajet. Il n'est pas douteux que sa forme
applatie n'y contribue beaucoup, par sa facilité à couler à travers les chairs.

Souvent je m'étois déjà demandé pourquoi le corps, qui, dans ces aiguilles, com-
mence où les rainures finissent, est rond,
tandis que le ruban destiné à le suivre est
plat, et doit effectivement l'être? Jamais ma
raison n'avoit pu me répondre à cette question d'une manière satisfaisante; tant s'en faut.
Ce silence m'a enfin décidé, et dès-lors j'ai
cru voir qu'il convenoit mieux que le corps
de cette aiguille présentât deux surfaces plates,
dont les bords seroient arrondis, et de suite
je me suis conformé à cette idée, tant elle
m'a semblé naturelle. Il me paroissoit nécessaire, par là-même, que les parties molles,
divisées et écartées par le tranchant de l'instrument, fussent soutenues dans cet écartement,
par l'ensemble de son corps d'une largeur uniforme; à cette exception près, que le tranchant
devoit être un peu plus étendu, afin que le ruban
dont cette aiguille dirige la marche, ne puisse
causer la moindre inquiétude dans son trajet.

Sa partie antérieure vouloit aussi des proportions qui concourussent à donner à sa
pointe les dimensions nécessaires. Cette pointe
doit être solide, bien acérée, et très - aiguë,
qualités fort essentielles; mais elle ne peut les
atteindre que par la force constitutionnelle
de son tout. Cela doit être ainsi, puisque
cette pointe est toujours le résultat de la
partie la plus large, c'est-à-dire de sa base,
dont l'étendue occupe le tiers, environ, de
l'instrument. C'est cette base qui, en se ter-
minant par un cône, quelquefois trop allongé, donne, entre les mains de l'ouvrier inat-
tentif, une pointe trop déliée, contre la foible
résistance de laquelle l'opérateur doit se pré-
munir.

La forme de cette pointe, qui tient le milieu entre celle du grain d'orge et du grain
d'avoine, présente l'idée de la structure que
je recherche dans cette partie de l'aiguille.
Elle doit être triangulaire, cette pointe, et
rarement l'est-elle, au moins sensiblement.
Des trois faces de ce triangle, celle qui couvre
sa convexité est la plus large. Les deux autres,
qui partagent sa concavité, sont séparées par

une vive arrête, et taillées en biseau. Cette vive arrête, prononcée dès l'extrémité de sa pointe, la renforce. Elle ne s'efface, en s'adoucissant, qu'à mesure qu'elle approche de la partie centrale de l'aiguille. Le tranchant de ces biseaux ne doit jamais excéder la longueur de quatre lignes. Le surplus est adouci avec la lime, afin d'éviter que le chirurgien, en saisissant l'instrument pour le retirer, ne vînt à se blesser : condition importante, qui paroît avoir été assez généralement négligée jusqu'ici, par les couteliers, dans les aiguilles courbes ordinaires, quoique très - expressément recommandée.

On en construit de grandes, de moyennes et de petites, de ces aiguilles ; mais rarement a-t-on recours à ces dernières. La plus grande ne doit jamais outrepasser la longueur de douze centimètres environ, à quelque profondeur que le chirurgien soit obligé de la porter; la totalité de sa courbure la rend propre à toutes les circonstances. Celle au - dessous de cinquante-cinq millimètres ne seroit pas seulement difficile à conduire, mais il n'est aucun cas où elle puisse être employée, si ce n'est

dans la ligature de quelques artérioles superficielles. Les deux extrêmes sont donc évidemment abusifs, puisque, dans tous les cas
possibles, les grandes et les moyennes peuvent suffire à tout.

Du fil.

Dire un mot sur le choix du fil propre
à façonner la ligature, et sur la manière de
l'y préparer, n'est pas s'éloigner, je pense,
de l'objet qui nous occupe. Personne n'ignore
que l'aiguille à suture la plus parfaite est
plus préjudiciable qu'utile sans les convenances du ruban qu'elle a à placer. Cet instrument, dans le cours d'une opération, n'a
d'ailleurs qu'une faculté active, et la ligature
a une action permanente ; or, c'est cette ligature qui, entraînée et fixée au moyen de l'aiguille, maintient en rapport les parties divisées, et les détermine à se réunir. Il en résulte
que cette réunion sera d'autant plus prompte
et plus assurée, que la petite plaie ouverte par
l'aiguille n'aura éprouvé aucun déchirement
ni irritation qui puissent y concentrer la douleur. Il seroit donc peu raisonnable de rejeter

sur elle seule les accidens qui succèdent à
cette opération. La ligature, qui a parcouru
les chairs, qui les embrasse et les enserre,
peut y participer ; et je suis fondé à le croire.
L'aiguille, en un mot, n'est autre chose que
l'instrument au moyen duquel on porte le
remède au mal ; et ce remède est le lien :
il est par conséquent de nécessité absolue
que l'homme de l'art ait à sa disposition le fil
convenable pour préparer ce lien, afin de
l'assortir à l'aiguille, et à la nature des circonstances.

Le fil d'Épinal en France, celui de Flo-
rence en Italie, etc., ont eu jusqu'ici la préférence sur les autres ; j'ignore encore si elle
est bien méritée. L'urgence a voulu plusieurs
fois que j'employasse le fil de ménage, et,
indistinctement, celui que débitent les mar-
chands de tous les pays ; et, en faisant précéder les précautions d'usage, je n'ai jamais
eu à m'en faire de reproches. On a cru que
la soie convenoit mieux, surtout lorsqu'il étoit
question de lier les vaisseaux ; mais cette
erreur n'a été que celle d'un moment. Qu'importe que le fil soit cru ou tors ; dès qu'il

est fort, cela suffit. Tous les fils qui sont unis et ronds, réunissent les qualités que l'on demande pour assurer le succès de l'opération.

Jamais on n'emploie le fil simple; on le double, on le triple, on le quadruple, etc., selon qu'il est plus ou moins fin. Cette précaution ne se borne pas à prêter à la ligature une force capable de résister à l'action propre aux parties qu'elle doit contenir; elle a celle aussi d'empêcher qu'elle ne les déchire et ne les coupe. C'est dans cette intention que l'on donne à ces fils réunis la forme de ruban, au moyen d'une couche de cire. Par cette forme il embrasse plus de surface, le lien est plus solide, et son séjour dans la plaie beaucoup moins inquiétant que s'il étoit étroit ou arrondi. La cire dont on les recouvre, a la propriété de rendre les fils plus lisses; elle en adoucit le passage à travers les parties sensibles qu'ils parcourent ensemble; et elle ne les garantit pas seulement de la pourriture à laquelle l'humidité constante quelles reçoivent les entraîneroit infailliblement, mais elle a encore la propriété de faciliter le serrement du nœud, et de s'op-

poser à ce qu'il ne se relâche. Pour obvier
à cet inconvénient, il est à propos de cirer
chacun d'eux en particulier, et de les réunir
ensuite, en jettant encore une légère couche
de cire sur cette petite masse de fils rangés
par ordre. De cette manière on les égalise,
on les appareille, et les coalise. On auroit tort
de croire à l'inutilité de cette précaution ; il
est impossible de ne pas sentir que la préparation méthodique des liens propres aux
sutures, est inséparable du mode de perfection qu'on recherche dans l'instrument qui
doit les placer. Il seroit donc injuste de lui
imputer uniquement les inconvéniens dont
on accuse la suture d'être la suite, puisque
la forme du lien, ainsi que les fils dont il
est composé, y contribuent évidemment. C'est
cependant ce que l'on a toujours fait, et ce
que l'on fait encore, faute de discernement
et de réflexion ; car, si la défectuosité des
aiguilles a pu être une occasion aux maux qui
sont résultés de son usage dans la suture des
plaies, ce n'est pas une raison pour croire
que la ligature n'ait pu souvent les partager,
et on ne peut se le dissimuler sans erreur.

SECTION SECONDE.

Historique de la suture.

Les aiguilles à suture sont très-anciennes.
Cela n'empêche pas que toutes recherches par
lesquelles on prétendroit découvrir entre les
mains de qui elles ont pris naissance, soient
superflues : cette partie historique n'a de rapport qu'à la curiosité. Quand il n'est question que de s'occuper de la réunion des plaies
auxquelles elles peuvent être employées utilement, quel intérêt y a-t-il à savoir que, déjà
dans le douzième siècle, Albucasis les sutu-
roit, et lioit les artères : „ *ligetur arteria
cum filo, ligatione forti;* „ et quand ces
recherches nous diroient qu'on l'avoit dévancé,
à quoi cela aboutiroit-il ? Rapprochons-nous
de notre temps plutôt que de nous en éloigner,
et rappelons que Lanfranc, dans le treizième
siècle, fut témoin d'une ligature pratiquée
avec succès, sur un jeune homme de Milan,
blessé, par un de ses camarades, d'un coup
de couteau dans le bras, duquel résulta l'ouverture de l'artère brachiale et la lésion du

nerf médian ; que Fuschius, dans le seizième, a conseillé et pratiqué la suture dans les plaies ; que, déjà même, il avoit l'attention de prévenir qu'on ne devoit pas en multiplier les points, mais les disposer de manière, cependant, à pouvoir contenir les lèvres de la plaie en contact : „ *neque nimis rara,* „ *neque nimis crebra ;* qu'à la même époque Taliaco, qui s'est distingué par la singularité de sa doctrine dans la cure des mutilés, employoit également diverses espèces d'aiguilles à suture, d'une forme bien supérieure à celles de Paré, qui, quoique n'ayant écrit qu'après lui, paroît n'en avoir connu que deux ; une unie ou droite, pour la réunion des plaies superficielles , et une courbe, pour celle des plaies profondes. On est même étonné que Fuschius et Taliacot aient fait à cette époque une description aussi intéressante de cet instrument ; ils veulent, l'un et l'autre, qu'il soit courbe depuis sa pointe, qui forme un triangle, jusqu'à sa queue qui doit être concave, „ *cuspide triangulari, caudâ verò excavatâ.* „

Il n'en est pas ainsi des aiguilles décrites par Paré : la pointe, à la vérité, en est triangulaire ;

mais ce triangle croît insensiblement avec leur corps, et occupe la moitié, et plus, de la longueur de l'aiguille : là commençoit la tige cilindrique, à l'extrémité de laquelle étoit la tête. (*) Ce qu'il y a de différent dans celles de Taliacot surtout, c'est que la courbure ne se prononce qu'à leur tiers inférieur. Enfin la description qu'en donne Paré est si inexacte et si confuse, qu'on ne peut se faire une idée parfaite de la structure de cet instrument, si on ne l'a vu gravé.

Au reste, ces deux écrivains ne parlent pas plus de la forme du chas, que de l'endroit où il doit être placé ; il faut croire, d' près cela, qu'il étoit, dans ces aiguilles, tel que nous le voyons dans celles d'aujourd'hui.

Il y a apparence que l'aiguille unie ou droite (**) de Paré ne s'est pas soutenue long-temps dans l'art de réunir les plaies, les moins

---

(*) Il n'est pas dit si ce triangle étoit tranchant ou non dans toute son étendue ; mais, à en juger d'après les coups de burin, on seroit assez disposé à croire qu'il l'étoit.

(**) Elle est exactement semblable à celle dont se servent encore aujourd'hui les emballeurs, à ses dimensions près ; et nous la retrouvons en chirurgie, dans l'aiguille à séton, dont l'usage est heureusement presque oublié.

profondes, par la suture sanglante ; car, au-
delà de la chirurgie française recueillie par
Dalechamp, on ne la retrouve plus que dans
le traité des opérations par Dionis, qui donne
avec raison la préférence à l'aiguille courbe,
convaincu qu'il est peu de parties du corps
où l'on ne puisse s'en servir plus commodément que de la droite. (*)

Guillemeau, disciple de Paré, célébre
chirurgien du Maine, ne dit également mot
de cette aiguille, lui qui, cependant, est censé
l'avoir connue. On ne voit, dans la 5.ᵉ planche
des instrumens gravés séparément du corps
de son ouvrage, qu'une seule figure repré-
sentative d'aiguille, et elle est courbe. C'est
exactement celle de Paré. Aussi lui retrouve-
t-on les mêmes vices de construction, et la
défectuosité qu'on lui reproche. Au reste,
Guillemeau recommande aux chirurgiens
d'en avoir de différentes dimensions pour s'accommoder à la profondeur des plaies ; ce
qui ne laisse plus de doute sur le peu de confiance qu'il attache à la droite.

____

(*) Il est probable que ces instrumens ont été successivement copiés dans Oribaze, Ferrius, Maggius, etc.

Scultet, dont l'arsenal de chirurgie ne parut, pour la première fois, qu'en 1753, très-long-temps, comme l'on voit, après les œuvres de Guillemeau, et les écrits des deux Fabrice, qui se taisent l'un et l'autre sur la forme de ces aiguilles; Scultet, dis-je, ne nous instruit pas si elle a reçu quelques changemens utiles depuis cette cascade d'époques jusqu'à lui: il y a lieu de croire que non.

SECTION TROISIÈME.

Précautions à prendre avant et pendant l'opération de la suture.

Avant que de nous pénétrer de la nature des cas qui *nécessitent* l'usage de ces deux moyens réunis, de l'aiguille et de la ligature, il convient de s'arrêter un instant aux précautions qui doivent précéder et accompagner l'acte du procédé, pour la placer utilement et avec méthode.

La première de ces précautions est générale; elle consiste à étancher le sang qui découle de la plaie, et à la débarrasser de tout ce qui pourroit y exciter une révolution contraire à la réunion. La seconde a pour objet de s'assurer de sa profondeur, et d'en rapprocher les lèvres avec circonspection et justesse. Si l'étendue de la plaie ne permet pas au chirurgien de l'embrasser en totalité avec l'extrémité des doigts, il en confiera une partie aux mains d'un aide, tandis qu'à la faveur du pouce et du doigt index de la main gauche, il contiendra la portion que l'aiguille, placée entre les principaux doigts de la main droite, est disposée à traverser la première ; et c'est toujours le centre.

La suture n'étant jamais admissible que dans les plaies profondes, les doigts doivent être placés assez bas pour en assujettir les lèvres, et les tenir affrontées dans toute leur épaisseur ; de manière que l'aiguille, poussée un peu au-delà, puisse les circonscrire exactement. La main gauche de l'opérateur occupée de ce soin, la main droite est entièrement libre pour opérer. Il saisit de cette main l'aiguille qu'on lui présente, la pointe tournée en dedans. Devenu maître de l'instrument, il porte le doigt indicateur à son extrémité postérieure, où il trouve un point d'appui solide sur sa convexité applatie. Le ruban dont cette aiguille est enfilée, flottant sur le dos de sa main, il appuie délicatement les doigts auriculaire et annulaire près de la plaie, et pose, à une juste distance de ses bords, la pointe de l'instrument sur la peau, la perce, et pénètre dans les chairs aussi profondément qu'il lui paroît nécessaire. Mais tandis que, de la main droite, l'opérateur la dirige, les extrémités du pouce et du doigt indicateur de la main gauche doivent être employées à comprimer légèrement le côté opposé, précisément à l'endroit où il est prévenu que la pointe de l'aiguille va s'annoncer. Lorsqu'elle est suffisamment dégagée pour être saisie, ce sont encore les mêmes doigts qui la retirent avec douceur, en lui faisant décrire au dehors la même courbe qu'elle a parcourue au dedans.

L'exécution de cette manœuvre est très-simple et très-courte ; elle se borne à deux actions de la main, qu'on peut réduire en une, puisqu'elle ne désempare pas. Plonger l'aiguille dans les chairs, et la ramener au dehors, ne demande communément qu'un temps, quand on joint la dextérité au savoir. Par la pronation on engage l'aiguille à la profondeur convenable, et par la suppination, on la fait saillir au dehors, d'un quart à peu près de sa longueur; ce qui lui donne une prise suffisante pour la retirer.

De même que la profondeur d'une plaie doit régler la distance des bords à laquelle on doit porter les points de suture, de même son étendue et sa direction décident de la pluralité de ses points. Le procédé ne peut jamais varier, la forme de l'aiguille ne le permet pas; et il n'est qu'une manière de s'en servir. Dans les plaies d'une grande étendue, qui demandent plusieurs points de suture, on doit en avoir au moins deux à sa disposition.

Lorsqu'on suture une plaie profonde, la ligne que parcourt le ruban dans l'épaisseur des parties, décrit une anse, dont le centre, pour que cette suture soit faite avec méthode, doit se trouver au-dessous de la plaie. On lit quelque part, que cette anse, formée par le ruban, ne doit pas aller au-delà de la

division des chairs. Mais n'y auroit-il pas trop
de rigueur à vouloir qu'on ne s'écartât jamais
de cette règle ? C'est inspirer des craintes
mal à propos, que de dire que la douleur
seroit plus considérable si l'on outre-passoit
cette ligne. En convenant qu'elle pourroit
être plus longue, c'est ce que l'on peut accorder, attendu qu'elle est toujours proportionnée
à la durée de l'opération : mais sera-t-elle plus
longue, cette opération, parce qu'on portera
l'aiguille à quelques millimètres au-dessous de
la plaie, au lieu d'un ? c'est ce qu'on a peine
à croire.

Il est certain que dans le cas où la ligature n'embrasseroit pas exactement l'ensemble
des chairs divisées, l'extrémité des vaisseaux
coupés n'étant point affrontée, les fluides
qui en découleroient s'amasseroient dans le
vide que cette ligature auroit laissé en arrière.
De cet épanchement résulteroit un amas, ou
une collection de fluides, dont on ne man-
queroit pas d'être averti, mais jamais assez tôt
pour l'éviter. Ce fait n'est pas sans exemple,
et on pourroit en citer plusieurs.

Un genre d'inconvéniens dans l'usage des

sutures est celui que feroit naître l'inattention
de l'opérateur à renverser la main, lorsqu'il
est assuré que l'instrument est parvenu au-
dessous de la plaie. Si l'on manquoit ce
temps, il ne seroit plus possible que la pointe
de l'aiguille sortît à la distance égale du bord
opposé à celui par lequel on l'a introduite.
Cette faute, rien moins que légère, ne sauroit se corriger qu'en retirant assez l'aiguille
à soi pour lui donner une autre direction.
Mais on ne doit jamais la supposer, cette
faute, parce que l'œil, qui a reconnu la profondeur de la plaie, instruit la main et la
dirige.

Enfin, la ligature passée, il est question de
rapprocher les lèvres de la division, et de
les assujettir. Il faut, ici, beaucoup de circonspection et de modération dans la manière
de serrer le ruban : point assez, il ne rempli-
roit pas l'objet, et trop, il seroit la source de
grands désordres. Il est toujours possible de
fixer solidement la ligature sans nuire évidemment. Un simple nœud en rosette suffit,
quant aux plaies, et on le double dans la
ligature des artères.

Ces nœuds doivent être placés à la partie latérale supérieure de la plaie, pour éviter qu'ils ne s'imbibent de sang et de pus. C'est une erreur de croire qu'il faille les défaire artistement, lorsqu'il s'agit d'enlever ces ligatures ; on les coupe avec les ciseaux , et on les retire par le nœud. Le pansement doit être le même depuis son principe jusqu'à la fin ; c'est-à-dire qu'on ne doit employer que les immersions d'eau froide sur l'appareil, mais seulement assez pour l'en pénétrer. Il n'y auroit que le cas d'une suppuration décidée qui pourroit déterminer, par la suite , à la couvrir d'un plumasseau légèrement chargé de beaume d'Arceus , et tantôt de charpie sèche et douce, selon les indications. Ces pansemens, dirigés avec intelligence et méthode, ne peuvent manquer d'accélérer et de précipiter la cicatrisation , si la nature n'est souillée d'aucun vice qui en contrarie le travail.

SECTION QUATRIÈME.
De l'usage des sutures.

Déjà on doit être prévenu de mon opinion sur celles des plaies qui doivent nécessairement déterminer le chirurgien à l'emploi des sutures. Je me suis prononcé, ici et ailleurs, assez clairement pour faire sentir que mon intention étoit de rétrécir beaucoup leur domaine d'autrefois, sans cependant avoir celle de les exclure généralement des secours que la chirurgie peut attendre d'elles. En concentrer l'usage n'est pas les rejeter totalement, à l'exemple de quelques écrivains, qui, sous prétexte de vouloir en réprimer l'abus, ont prononcé leur absolue interdiction. Tel est l'homme, qu'il a toujours un penchant décidé pour les deux extrêmes. Et pourquoi se refuser, sans aucun motif que celui d'un vouloir capricieux, à prendre en considération que, là où les moyens ordinaires sont insuffisans pour la réunion des plaies, on doit avoir recours à d'autres, d'une nature différente ? C'est ainsi, cependant, que d'injustes déclamations contre les sutures, en général, les ont exclues tout-à-fait du cercle des ressources de l'art; quoiqu'on n'eût à leur substituer rien qui leur fût égal en efficacité, dans les circonstances où il est démontré, par le fait, qu'elles sont indispensables. Mais n'accélèrent-

elles pas la réunion ? et, en l'accélérant, ne
préviennent-elles pas les accidens si familiers
aux grandes plaies ? Si les sutures ont des inconvéniens, n'ont - elles pas aussi des avantages ? et peut - on les leur disputer ? Que
ces réflexions se soient présentées ou non, on
n'y a eu nul égard, et leur exclusion, une fois
prononcée, est restée sans réplique, au préju-
dice de l'humanité et de l'art. Il est possible
que l'insouciance, l'ignorance, ou la timidité
de quelques - uns dans les moindres opérations sanglantes, aient accrédité cette doctrine
erronnée d'aujourd'hui, d'après laquelle on
prétend qu'il n'est aucune plaie récente,
quelle qu'elle soit, qui ne puisse être réunie
par l'emplâtre agglutinatif, le bandage unissant, et la situation. La rapidité de ses progrès doit surprendre autant que sa persévé-
rance, car elle est telle encore, dans ce moment même, que ce seroit un crime, je ne
dirai pas seulement de pratiquer cette opération, mais de la proposer.

Beaucoup plus de confiance dans l'application de l'emplâtre d'André De la Croix, que
son auteur n'en a jamais eu, a fait croire à

l'universalité de l'efficacité de ce topique,
que la plaie soit superficielle ou profonde, etc.
De la Croix, cependant, étoit tellement persuadé de l'insuffisance de ce moyen, qu'il
recommande expressément la suture dans
toutes les grandes plaies faites en parties
molles, et que, dans un chapitre particulier,
Vulnerum sutura, il indique la manière d'y
procéder, après avoir décrit les précautions
nécessaires pour la bien faire : „ *Supra vul-*
„ *nerum indè sequitur omnibus vulneribus*
„ *in molli parte acceptis, ubi labra multùm*
„ *dissident, summoperè conveniens, in qua*
„ *à chirurgico hæc considerantur, incarnandi,*
„ *sive agglutinandi finis, ut in recentibus*
„ *vulneribus, etc.* „

Il faut le lire et l'entendre pour savoir
qu'il ne faisoit usage de son emplâtre que
dans les blessures récentes, superficielles,
attendu qu'il connoissoit sa nullité dans la
réunion des plaies profondes, en faveur desquelles on en abuse de nos jours.

Les chirurgiens à qui son usage est habituel, sont ceux, sans doute, qui s'en laissent
plus facilement imposer. Ils croient voir,

d'après son application, dans le contact des lèvres du tégument, celui de l'ensemble des parties charnues divisées ; et voilà l'erreur. Comme auxiliaire à cet emplâtre, ils appliquent ensuite, par dessus, un bandage appareillé, dans l'intention de rapprocher et de contenir la portion charnue des muscles divisés, et font sainement concourir, à leur projet de réunion, la situation convenable à la circonstance Mais, quelque méthodiquement que soit appliqué cet appareil, il n'est pas toujours salutaire ; il arrive souvent qu'il déplace les emplâtres, et que sa compression, devenant toujours irrégulière par les divers mouvemens involontaires du malade, il presse, plus ou moins fortement, sur les muscles de toute la partie, en même temps que sur les vaisseaux superficiels et profonds qui la parcourent ; qu'il engourdit et tuméfie les uns, et retarde la circulation chez les autres : effets qui ne peuvent être sans résultats fâcheux.

Pibrac est d'une opinion différente ; il prétend que, plus il y a de parties à embrasser, plus leur effort est grand contre l'anse du fil, et que, dans ce cas, la suture manquera plus facilement ; mais ce résultat, sur lequel il s'appuie, ne peut être considéré que comme une inadvertence de la part du chirurgien, qui n'a pas toujours proportionné la force du lien à la masse et à l'action contractile des chairs qu'il avoit à embrasser.

Pibrac, cherchant à donner plus d'empire à sa doctrine, croit voir son opinion confirmée dans tout ce qui se présente à lui sous ce rapport. La situation de la partie, et l'application méthodique des compresses et du bandage, sont, à son avis, les seules garanties qu'on puisse opposer à l'action des muscles ; action, qui sera d'autant plus forte, que le sujet sera vigoureux : ce qui est vrai à certains égards. Mais il en tire cette conséquence générale, que, ,, si le bandage peut procurer ,, ce bon effet, sans lequel la suture seroit ,, nuisible, il n'est pas possible de justifier ,, l'usage superflu des sutures. ,,

Cette indirecte et trompeuse conséquence laisse donc voir évidemment la nécessité indispensable de la suture, toutes les fois que le bandage sera insuffisant pour procurer la réunion. Or, quel est le moyen que Pibrac auroit employé pour y suppléer, si ce n'est elle ? aucun.

Et quand même ; si, pour obtenir cette réunion au moyen du bandage, il falloit, à l'en croire, qu'il fût fortement compressif, et assez longuement soutenu sur les parties divisées et sur leur voisinage, pour les contenir avec fermeté dans ce rapprochement intime, faute duquel il ne peut y avoir de réunion parfaite ; cela pourroit-il être jamais ? Pour que cela fût, il faudroit supposer une immobilité totale de tout le corps et du membre blessé, ce qui ne peut raisonnablement se présumer. Or, voilà donc deux sujets de réclamation bien fondés, celui du bandage fortement compressif, et celui de la non-possibilité de la situation permanente du blessé, qui, tous les deux, justifiés par la raison et les convenances habituelles à la nature, militent, en cas pareil, en faveur de la suture, pour obtenir une réunion beaucoup plus prompte et à l'abri des accidens dont les grandes plaies sont généralement moins susceptibles, cependant, que les petites.

Pour apprécier surtout le défectueux et l'infructueux de ce procédé, il suffit de se représenter, qu'à l'instant même de la division transversale des fibres charnues, elles se contractent, se replient, pour ainsi dire, sur elles-mêmes; et, que dès-lors, cette contraction laisse nécessairement dans la plaie un vide qui ne peut être effacé par la compression du bandage sur elle et ses environs. Si ces vérités étoient connues de tous ceux qui croient trouver le salut de leurs malades dans un procédé semblable à celui de Pibrac, on ne verroit pas autant d'accidens de toute espèce suivre les plaies profondes

Le mémoire de Pibrac, sur l'abus des sutures, n'auroit - il pas été écrit avec trop de précipitation et d'enthousiasme? On le croiroit volontiers, tant il paroît prévenu en faveur de son opinion. Le début de ce mémoire semble annoncer que son intention n'a pour objet qu'une sage réforme dans l'abus de ce moyen; et partout il en prononce l'exclusion absolue. On auroit désiré y lire des faits qui rappelassent des plaies profondes, d'une grande étendue, afin de démontrer, d'une manière persuasive, s'il étoit vrai que le bandage unissant puisse toujours suppléer à la suture: mais pas du tout ; les observations sur lesquelles il fonde la proscription de ce moyen, ne présentent que des plaies superficielles à la face, à la gorge, à la langue, et au nez, où son usage étoit déjà interdit long-temps avant lui.

C'est une convention raisonnable, à laquelle la nature applaudit, que, dans toutes les plaies, généralement comprises, et où il n'y a que la peau et la graisse de divisées, la suture doit être proscrite. Non-seulement les emplâtres, le bandage, la situation, et l'immobilité de la partie suffisent ; on n'a point à redouter, ici, de rétraction de la part des muscles, de vide dans le fond de la plaie, ni par conséquent d'accidens consécutifs, qui puissent faire repentir d'avoir négligé les moyens sûrs d'en prévenir les suites.

L'autorité de Paracelse, que l'on cite contrairement à l'emploi des sutures, n'est point à l'abri d'une juste contradiction. Paracelse d'ailleurs divague ici plus qu'il ne raisonne : en condamnant généralement la suture, il prouve qu'il étoit plus étranger à l'art de guérir, qu'à celui de faire battre les alkalis

avec les acides. Ceux qui emploient son autorité pour la faire servir au discrédit des sutures,
n'ont probablement pas fait attention que la
suppuration dont Paracelse a à se plaindre
après la suture des plaies nouvelles, dépen-
doit plus de l'usage dans lequel on étoit, de son
temps, de les recouvrir avec le blanc d'œuf mêlé
de bol ou de farine, que de la suture même.

Tout en donnant aux sages intentions
d'Aquapendente et de Belloste le tribut d'é-
loges qu'elles ont si bien mérité, on ne peut
s'empêcher de faire à Pibrac le reproche
d'avoir déplacé le langage de ces deux
auteurs, dans ce qui a rapport aux sutures.
Le sujet valoit-il la peine qu'on les citât pour
confirmer un précepte que jamais personne
n'a prétendu revendiquer?

Comme Pibrac, mon intention n'est point
de faire une loi générale d'une loi particulière. Je me bornerai à justifier ma doctrine par des faits qui me sont moitié per-
sonnels, moitié étrangers, et desquels, néanmoins, je me porte garant, par la confiance
que j'ai en leurs auteurs.

En voici un, de ces faits.

6

Le 21 juillet 1780, le nommé Karasoki, fusilier au régiment de Corse, entra à l'hôpital, pour une plaie, suite d'un coup de sabre qu'il venoit de recevoir sur le dos. Cette plaie oblique, longue de deux décimètres environ, intéressoit profondément le sacro-lombaire, tout près des apophises saillantes des vertèbres, et comprenoit en partie le long dorsal; elle se terminoit au-dessous de l'angle inférieur de l'omoplate, et faisait lambeau. On croira, sans doute, qu'il fut possible d'en maintenir la réunion par les bandes agglutinatives et le bandage: mais, rien moins que cela; Karasoki étoit ivre, et, quoique j'eusse eu l'attention de captiver les mouvemens du bras, dans l'application de cet appareil, quatre heures après il fallut le panser de rechef. La nuit fut agitée, et par conséquent le lendemain matin on renouvela encore le pansement. La plaie étoit un peu desséchée par le frottement, et les lèvres légèrement rouges, mais point tuméfiées. Malgré le bandage le plus simple, le plus méthodique, et la situation la mieux combinée, on ne pouvoit pas se flatter de la réunion; la suppuration paroissoit même inévitable. Je me déterminai alors à faire deux points de suture; le premier, dans le centre de la plaie, et le second, dans l'épaisseur du sacrolombaire. L'appareil, beaucoup plus simple qu'il n'avoit jamais été, ne fut que modérément trempé d'eau froide. Trente heures après cette opération, la plaie fut découverte, et déjà on voyoit ses bords légèrement tuméfiés. Ce fut le lendemain que je retirai les ligatures; et, le onzième jour, époque de la sortie du blessé, la plaie étoit réunie et parfaitement consolidée.

Me condamnera-t-on d'avoir placé ces sutures, dans un moment où il n'y avoit rien à attendre du bandage unissant, et où la plaie, en dépit de ce bandage, ne laissoit plus d'espoir à la réunion? Ne se fût-elle pas successivement enflammée, cette plaie, et n'eût-elle pas essuyé tous les coups d'une suppuration désastreuse, si je n'eusse pris promptement le parti d'y passer l'aiguille? Que les auteurs du système de proscription universelle des sutures, me répondent!

Rien n'est moins inutile que de faire observer

que j'ai eu l'attention de supprimer ces liens,
dès que je me suis aperçu de la tuméfaction des lèvres de la plaie; aussi le blessé
n'a-t-il pas eu rigoureusement à souffrir de
leur présence. Les petites plaies faites par le
tranchant de ces aiguilles (celles que je viens
de décrire), ont à peine donné quelques
gouttes de pus, et cela étoit inévitable. Mais
je n'ai point eu à combattre les maux qu'on
y attache ordinairement : je crois le devoir,
en partie, à la forme corrigée de cet instrument et à la préparation de ces liens. Je suis
toujours dans cette persuasion, que Pibrac et
ses admirateurs auroient eu moins à s'en
plaindre, et qu'ils n'auroient pas si généralement proscrit les aiguilles, si, comme celles-
ci, elles eussent été plus conformes à l'usage
auquel on les emploie.

Que l'on ouvre les fastes de la chirurgie
moderne; on y lira que La Peyronnie s'est
servi de l'aiguille à suture pour favoriser la
réunion d'une plaie compliquée de la division totale de l'os. On est déjà frappé d'é-
tonnement, sans doute, au simple énoncé de
cette observation; mais quand on en a en-

tendu le récit, on est saisi d'admiration. Voici le cas :

Un homme reçut un coup d'instrument tranchant, qui divisa les tégumens, les muscles, et coupa l'humérus dans sa totalité ; le bras ne tenoit plus qu'à une bande de peau, de la largeur de trois centimètres, sous laquelle étoit précisément placé le cordon des vaisseaux. La Peyronnie, réfléchissant d'abord sur les moyens les plus convenables pour remédier à cet accident, concilia fort ingénieusement les préceptes de l'art avec les circonstances. Concevant combien il importoit de recouvrir promptement la division de l'os, son premier soin fut de s'occuper de la réunion des parties molles. Mais ne pouvant avoir assez de confiance dans le bandage propre à cette intention, pour cause de son infidélité, il préféra la suture, et en fit plusieurs points qui pénétrèrent la profondeur des chairs. Ce grand chirurgien étoit bien décidé, si l'événement ne répondoit pas à son attente, de détacher entièrement le bras, en coupant la bandelette de chairs. Mais il espéroit beaucoup de son moyen, et ses espérances ne furent

pas déçues. Cette opération eut le plus heureux succès, à la grande satisfaction du malade
et à la sienne. La plaie se réunit, se cicatrisa,
et l'humérus, constamment maintenu en situation, se consolida. Le malade guérit parfaitement, à un engourdissement près dans le
membre.

Loubet, ancien chirurgien-major des régi-
mens de Santerre et Tourraine, homme instruit et très-estimé de son temps, a eu les
mêmes succès. Il est parvenu, au moyen des
sutures, à réunir indistinctement „ des plaies
„ considérables, suite de coups de sabres,
„ fortement appliqués, qui coupoient en sifflet
„ l'os du bras, ou ceux de l'avant-bras. Ces
„ os, au rapport de ce chirurgien, n'étoient
„ plus soutenus que par une partie des chairs,
„ parmi lesquelles étoient heureusement con-
„ servés les gros vaisseaux, etc. „

Peut-être que, si La Peyronnie n'eût pas
publié l'avantage qu'il avoit retiré de ces sutures, dans un fait de ce genre, Loubet auroit
hésité d'en faire usage en pareille circonstance, puisqu'il dit, avec une franchise qui
lui est naturelle, que c'est à l'exemple de ce

grand praticien qu'il a entrepris ces opérations.
N'est-ce pas lui rendre hommage du succès
qu'elles ont eu entre ses mains?

Enfin, ce sont-là de ces cas où le chirurgien exercé peut s'applaudir d'avoir su tirer
de l'art toutes les ressources qu'il lui présente dans des momens difficiles. Qu'avoit à
craindre, en effet, La Peyronnie, de ces points
de suture, plus lâches que serrés? n'étoit-il pas
le maître de les supprimer à la première apparence du mal dont il les auroit soupçonnés
d'être la cause? et n'avoit-il pas, au reste,
sous sa main, les moyens de remédier à toute
espèce d'accidens? Ne diroit-on pas que, tout
terribles et monstrueux qu'on nous les fait,
ces accidens, ils fussent indomptables? Ne
peut-on donc point les prévenir, d'ailleurs,
en soustrayant à propos ces liens, c'est-à-
dire à l'instant même où ces prétendus accidens terribles s'annoncent? Est-il autre chose
à faire, dans cette occurrence, que de combattre l'inflammation? et la combattre, n'est-
ce pas s'opposer à ses progrès? Mais, pour
obtenir une réunion parfaite, n'en faut-il pas,
de l'inflammation? et, si elle est ou tardive,

ou trop foible, la réunion n'en est-elle pas ou lente, ou imparfaite? Quoi qu'il en soit, l'homme de l'art doit-il être jamais passif devant un malade? Toujours contemplateur de la nature occupée à la guérison des plaies, n'est-ce point à lui de surveiller tous ses mouvemens, de la calmer, lorsqu'elle est aigrie, ou de l'exciter, lorsqu'elle est nonchalante.

J'en ai plus dit qu'il n'en faut, sans doute, pour démontrer la futilité des motifs qui ont déterminé à proscrire, sans restriction, l'usage des sutures. On seroit tenté de croire, d'après ces exemples que leurs détracteurs donnent de l'inutilité de ce moyen chirurgical, que jamais ils n'ont eu occasion de voir des plaies du genre de celles qui le nécessitent; ou que jamais il ne leur est venu dans l'idée de les pratiquer, parce qu'ils en redoutoient les suites, sans cependant avoir acquis la conviction qu'elles étoient telles qu'on leur avoit dit. Mais comme ce n'est pas assez d'opposer le raisonnement à la déraison, qu'il faut l'étayer de faits justificatifs, citons-en encore quelques-uns, au risque d'ennuyer nos lecteurs.

Un grenadier du régiment d'Angoumois,
connu sous le nom de Lafleurette, fut grièvement blessé, dans la nuit du 23 février 1782,
d'un coup de sabre qui partageoit semi-circu-
lairement le deltoïde, et intéressoit profondément une portion du triceps brachial du
côté droit. L'articulation avoit été respectée,
sans doute, par l'attitude du bras, qui étoit
alors en élévation. Le lambeau paroissoit d'autant plus épais, que ce blessé passa, en secret,
la nuit au quartier, et par conséquent sans
secours, quoique dans l'ivresse.

Le lendemain matin on le conduisit à
l'hôpital. La plaie étoit effrayante au premier
aspect. La rétraction des parties musculeuses
divisées faisoit du lambeau une masse de
chair, de forme ronde, et laissoit voir une
large plaie, couverte d'un sang, partie des-
séché, partie coagulé, dont les noirs caillots
étoient d'une grosseur prodigieuse.

Après les avoir emportés, et épongé scrupuleusement cette blessure, dans toute son
étendue, il ne s'agissoit que de mettre le
membre dans une situation propice au rapprochement et à la réunion mutuelle des

parties : on le fit. Mais il s'en falloit bien que le lambeau y consentît. Ce refus dûment légitimé, on appliqua des bandelettes agglutinatives, et on couvrit la plaie d'un appareil. Le centre d'une longue bande, roulée à deux globes, fut posé sur la partie latérale externe du cou, du coté opposé, et les chefs qui venoient croiser de haut en bas sur le lambeau, maintenoient l'un, tandis qu'en même temps ils contraignoient l'autre à s'affaisser. Cela devoit être ; mais le sang, qui ne cessoit de couler, annulla les bandelettes, et exigea la levée de l'appareil, le second jour. A cette époque, on ne vit de changement à la plaie que dans le lambeau, qui avoit sensiblement diminué de volume, et s'étoit allongé ; mais il vacilloit de droite et de gauche, selon les différentes inflexions du malade. N'importe ; le même bandage fut réappliqué avec autant d'ordre et de méthode qu'auparavant. On eut l'attention, cependant, de le serrer un peu plus. Deux jours après, le malade témoigna assez d'inquiétudes pour qu'on fût forcé de le lever itérativement ; ce qui fut fait avec beaucoup de précaution.

Alors la plaie ne donnoit plus de sang ; elle étoit couverte d'un enduit glaireux ; les chairs étoient pâles, et le lambeau toujours vacillant.

Ne voyant, dans cet état de choses, aucune disposition à la réunion, je n'hésitai pas (le lambeau s'étant prolongé à quelques millimétres près du bord de la plaie) dans le choix des moyens que j'avois à prendre ; et il n'y en avoit qu'un. Il consistoit à placer instamment trois points de suture, un peu lâches, mais suffisamment serrés, au reste, pour contenir en place ce lambeau. L'un de ces points perçoit son extrémité, et les deux autres assuroient ses parties latérales.

Le sentiment de douleur qu'ils déterminèrent, donna lieu à un léger boursoufflement inflammatoire dans toute l'étendue de la plaie. Vingt-quatre heures après on aperçut, en divers endroits, que ses bords commençoient à s'agglutiner ; cette agglutination se prolongea successivement, et donna l'espoir de voir bientôt une réunion générale. Il ne découloit déjà plus qu'une très-petite quantité de pus du bord externe de la plaie. Les liens, devenus inutiles, ne restèrent en place que trois fois vingt-quatre heures. Toujours pansée à l'eau froide, cette hideuse blessure fut totalement cicatrisée le seizième jour, et le malade sortit de l'hôpital le dix-huittième; mais ce ne fut qu'au bout d'un mois et plus qu'il put exécuter librement les mouvemens de cette extrémité.

Que ceux à qui la suture n'auroit pas paru indispensable dans cette circonstance, veuillent bien nous faire part des moyens conciliateurs qu'ils auroient employés pour l'éviter. Importoit-il, ou non, de prévenir la suppuration du lambeau, très-disposé déjà à la flétrissure? Ne seroit-il pas infailliblement résulté, de cette longue suppuration, une perte de substance et une cicatrice difforme et vicieuse, qui auroient privé, pour toujours, le malade de la faculté de lever le bras? etc., etc.

Quoi de plus convaincant encore de la nécessité indispensable des sutures dans les plaies profondes, que l'histoire de ce soldat blessé d'un coup de sabre qui avoit ouvert, avec profondeur, une large portion des fessiers. Quoiqu'il m'en coute de me répéter, attendu que déjà j'en ai fait mention quelque part, la place qu'elle tient ici ne diminuera rien du mérite qu'elle peut avoir ailleurs, où je ne l'ai rapportée qu'en extrait.

Il est question d'un militaire qui avait reçu, à la suite d'un combat singulier, une plaie longue et profonde dans l'épaisseur des fessiers, selon la rectitude de leurs fibres. Le citoyen Lacroix, chirurgien en chef de l'hôpital militaire du Havre, espérant tout des moyens ordinaires, appliqua force bandelettes d'emplâtres agglutinatifs, soutenues par le bandage unissant, et fit observer au malade une situation relative. Cet énorme vide fut en effet applani, et la plaie cicatrisée extérieurement, le huitième jour. Le citoyen Lacroix s'applaudissoit de n'avoir pas eu recours à la suture. Mais l'événement lui prouva que c'étoit à tort. Je n'eus occasion de voir ce malade que le quinzième jour de sa blessure ; ce fut là que ce chirurgien me fit part amicalement de ses inquiétudes sur le genre de tumeur qui avoit remplacé cette plaie, et qu'il entra dans les détails, même les plus minutieux, sur le pansement en premier ordre, et sur la forme de l'appareil qui avoit été d'abord appliqué et solidement maintenu, ainsi que sur la constance du malade à garder la situation.

Mais le plus intéressant, pour le moment, étoit que ce blessé souffroit cruellement depuis quatre jours; que cette tumeur étoit ondulante, précisément sur toute la longueur de la cicatrice, et que cette ondulation étoit profonde. Je n'eus pas de peine à faire convenir Lacroix que cette collection étoit une suite du versement des fluides dans le fond de la plaie, par les différens vaisseaux ouverts, qui n'avoient pu être affrontés avec assez de fermeté par le bandage, quelque méthodiquement appliqué qu'il fût, etc. Sur l'assurance que je lui donnai de la seule et vraie cause de cette tumeur, il l'ouvrit sur-le-champ. La quantité de fluide sanguinolent, qui en sortit, est incroyable. Le vide étoit immense, et le désordre grand; aussi a-t-il fallu du temps pour le réparer. C'est ici où Lacroix convint de bonne foi, que trop de confiance l'avait abusé, et que sans doute il auroit pu éviter cet épanchement, en faisant, contre l'opinion commune, un seul point de suture dans le centre de la plaie.

Veut-on une preuve plus manifeste et un témoignage plus frappant de l'indispensable nécessité de la suture dans les plaies profondes ? Si cet exemple pouvoit être le seul qu'on eût à citer sur les maux qu'une proscription arbitraire a pu causer, on s'en consoleroit ; mais il est d'usage de ne chanter jamais que ses succès, et d'étouffer soigneusement ses adversités.

Je n'ai eu pour objet, dans cette section, que de démontrer la nécessité des sutures dans les plaies récentes, dont l'étendue, la direction et la profondeur ne trouvent pas, dans la force des moyens ordinaires, des ressources suffisantes pour leur réunion. Je désire fort qu'il soit rempli, cet objet. Je ne pouvois me dispenser de donner l'exemple avec la règle, dans l'usage de ce moyen. Les observations qui viennent à l'appui de mon opinion, exigeoient que le fisse.

SECTION CINQUIÈME.

Sur l'abus des sutures de certaines plaies faites en parties molles.

Quelque multipliés que soient les cas où la chirurgie est généralement d'accord sur les sutures abusives, ceux qui parlent à de nouveaux praticiens doivent leur en tenir compte. On ne range pas seulement, dans cette nombreuse classe de cas, les plaies superficielles, faites par instrumens tranchans, quelque étendues qu'elles soient, le lieu qu'elles occupent étant indifférent. Partout ces plaies sont le triomphe des emplâtres agglutinatifs, du bandage et de la situation ; telles sont celles de la tête, du cou, de la poitrine, etc. La chirurgie active ne cesse de recueillir journellement des faits qui constatent que les sutures sont au moins superflues dans celles de la tête et de toutes les parties qui y ont rapport : ces plaies fussent-elles à lambeau, et les os mêmes fussent-ils découverts. L'observation répète, sans interruption, qu'elles se réunissent et se cicatrisent promptement avec le secours de ces premiers moyens, dont l'art

est en possession depuis sa naissance. Il n'y a
que la circonstance où la surface de l'os est re-
froidie et desséchée, qui pourroit s'opposer à sa
réunion. Parmi plusieurs faits qui viennent à
l'appui de cette vérité, j'en citerai un qui la
démontre jusqu'à l'évidence.

Un fusilier de la 53.ᵉ demi-brigade reçut,
dans un combat qui eut lieu, le 7 messidor
an 7, à l'armée du Danube, un coup de sabre
sur la partie moyenne et supérieure du co-
ronal, qui laissoit voir à découvert une portion de cet os, de la largeur de plus de deux
travers de doigt sur l'étendue de dix centimètres de longueur. Après le premier pansement, qui avoit contrarié la réunion, pour
cause d'incertitude de la part du chirurgien
sur les suites de cette blessure, il fut évacué
et vint à Strasbourg. Le jour de son entrée
à l'hôpital de cette place, étoit le 15.ᵉ de son
accident. Les bords de la plaie étoient arides
et affaissés : il est vrai que l'os conservoit sa
chaleur naturelle dans toute sa surface dénu-
dée. Les choses en étoient encore là au 50.ᵉ jour,
durant lequel temps on avoit constamment
recouvert cette portion d'os de charpie sèche

et douce, dans l'expectative d'une exfoliation,
qui paroissoit inévitable , attendu que les
moyens employés jusqu'alors devoient plus
contribuer à l'accélérer qu'à la prévenir. La
nature restant opiniâtrement inactive , je me
déterminai, enfin , à lui en abandonner le sort,
et ne crus pas devoir maîtriser désormais le
rapprochement des lèvres de la plaie. Bientôt
après , la couleur naturelle des chairs, leur
consistance, me firent espérer une cicatrisation prochaine. Il ne pouvoit plus rester aucun doute sur la solidité de ses progrès ; et, en
effet , elle ne fut stationnaire qu'un instant,
pendant lequel quelques gouttes d'un pus
louable entraînèrent, de son centre , des par-
celles d'os imperceptibles , mais que le toucher
ne pouvoit pas méconnoître.

Cette non - exfoliation n'est pas générale ;
elle n'a lieu que dans les cas où l'os frappé a été
découvert et contus par l'instrument tranchant.
Ces plaies , moins encore que celles qui sont
simples , ne sauroient s'accommoder de la
suture. Ce n'est pas que la laxité du tissu
celluleux , qui unit les tégumens aux muscles
péricraniens , ne le permît ; mais ce ne seroit

jamais impunément. L'irritation, décidée par les points de suture, occasionneroit inévitablement un concours d'accidens au péricrâne, dont le moindre, comme le pire, seroit l'inflammation.

Ces mêmes accidens sont à redouter dans la suture des plaies de la face, l'organisation y étant la même par la disposition de l'épanouissement membraneux des muscles peauciers, qui recouvrent immédiatement ceux de ces muscles qui lui appartiennent directement, et qui concourent simultanément, ou en particulier, aux diverses actions dont elle est susceptible. Aussi ces plaies demandent-elles les plus grandes attentions dans l'ordre du procédé réunissant, et dans le cours des pansemens qu'elles exigent pour éviter la difformité des cicatrices.

Le tableau mouvant des militaires qui ont eu à souffrir de ces blessures, dans différens combats, prouve combien cette partie de l'art s'est perfectionnée ; on ne contestera pas qu'aujourd'hui, plus que jamais, l'adresse, le savoir et le génie du chirurgien des armées, ont prévenu ces cicatrices rugueuses, qui dé-

formoient la face , et la défiguroient hideuse-
ment.

Communément on opère la réunion des
plaies du nez , quelque étendues qu'elles
soient , sans le concours des aiguilles. De
nombreux exemples attestent , chaque jour ,
qu'il a toujours suffi de rapprocher et de
maintenir exactement les lèvres , ou les lambeaux des plaies considérables , faites à cet
organe de l'odorat , par des bandelettes agglutinatives et par un appareil raisonné ,
pour en obtenir une cicatrisation aussi complète que satisfaisante. Les cartilages , même ,
qui donnent au nez des formes si variées ,
ont pu être coupés , déchirés et arrachés , sans
que pour cela on ait perdu l'espoir de leur
rendre leur conformation primitive. Les
lèvres de la plaie étant affrontées avec justesse ,
les soins de l'homme de l'art instruit et
soigneux perfectionnent , en quelque sorte ,
l'ouvrage de leur consolidation , confiée à la
nature.

On craindroit volontiers de citer , à l'appui
de cette vérité , le cas singulier rapporté par
Garangeot, s'il ne faisoit époque. Le vulgaire

des chirurgiens sait que, dans son traité d'opération, il parle d'un bout de nez arraché,
jeté dans un ruisseau boueux, ramassé, puis
lavé en vin chaud, et qui a été réappliqué avec
succès. Mais le peu de confiance de la plupart
des gens de l'art a fait de cette observation
une fable : c'est, aux yeux de presque tous,
un de ces prodiges inexplicables, qui, entièrement étrangers à la nature, parce qu'ils
surpassent ses pouvoirs, nourrissent encore
aujourd'hui l'incrédulité.

Cependant cette observation, écrite de la
main d'un homme qui a joui et jouit encore
de la célébrité, méritoit bien que l'on cherchât
à l'imiter ; on l'a souvent répétée, en effet,
mais toujours infructueusement.

Il ne s'agit plus ici d'un nez entièrement
tronqué ; il est seulement question d'un nez
abattu ou coupé en très-grande partie, qui
correspond encore aux parties saines et vi-
vantes, par quelque chose qui appartient à
son tout. Or le cas n'est plus le même ; aussi,
la portion détachée ayant été remise en place,
appuyée d'un appareil méthodique, soutenu
par la fronde, après avoir eu soin d'engager

dans les narines des espèces de canules, faites avec des tuyaux de plumes, garnis de charpie, ou faites avec des tuyaux de plomb, le succès a-t-il constamment répondu à l'intention, d'une manière à faire honneur à l'art et à l'artiste.

Ce procédé simple est le premier de tous qui se soit présenté au chirurgien, et c'est encore celui auquel il a le plus de confiance aujourd'hui. Si des circonstances ont pu invoquer les sutures à son aide, ce n'est pas un motif pour croire qu'elles sont toujours indispensables dans toutes. Ce seroit mal juger les personnes de l'art qui les ont employées; elles ne l'ont nullement desservi pour cela; tant s'en faut.

Si l'usage qu'ils ont fait de ces sutures a été bienfaisant, il prouve, ainsi que dans les plaies des cartilages de l'oreille externe, qu'on peut les faire servir sans inconvénient dans ce cas-ci, quelque inutiles qu'elles paroissent, selon nos rapports intimes, plus étendus qu'autrefois, avec les ressources de la nature. Cela seul mérite plus d'intérêt qu'on ne pense. On doit à Loubet un témoignage de cette intéressante vérité.

Un soldat du régiment de Tourraine, étant
en marche au mois de novembre 1741, par
un temps extrêmement froid, pour se rendre
au camp d'Ens, à Ester, sortit de la ligne; le
sergent lui ordonna d'y rentrer, et, pour le
punir de sa licence, lui allongea un coup de
hallebarde, du talon de laquelle il lui déta-
cha le nez, de manière qu'il n'étoit plus adhérent qu'à une très-petite portion de peau.
Ce soldat fut obligé de faire quatre lieues,
soutenant son nez durant tout le chemin, et
jusqu'au moment de l'opération, laquelle fut
faite en présence du capitaine et de plusieurs
personnes qui en révoquoient en doute le
succès.

Loubet lava d'abord et ranima peu à peu,
avec du vin chaud, ce nez froid et presque
gelé; puis il fit trois points de suture avec une
aiguille proportionnée, c'est-à-dire, avec une
des petites aiguilles courbes ordinaires. Il in-
troduisit ensuite deux petites canules de plomb
(qu'il fabriqua avec une balle) dans les narines, et les soutint avec une bandelette
qui retenoit les ailes du nez.

Ce qui alarma Loubet, sur le sort de cette

plaie, c'est qu'après l'opération le malade fut égaré pendant cinq jours, n'ayant pu retrouver son logement. Mais le sergent le lui ayant ramené au bout de ce temps, il leva l'appareil, doutant du succès de l'opération, après ce qui étoit arrivé depuis. Sa surprise fut extrême, lorsque, malgré la rigueur de la saison et le défaut de soins, il trouva cette portion de nez parfaitement réunie et cicatrisée sans aucun secours de la chirurgie, de manière, dit Loubet, qu'on auroit pu s'y tromper; expression par laquelle il veut désigner qu'on auroit eu peine à croire qu'il eût été divisé.

Cette observation apprend qu'on peut suturer impunément les plaies du nez, mais elle ne prouve pas la nécessité indispensable de le faire. L'exercice de la chirurgie militaire fourmille de faits de pratique qui déposent en faveur de sa superfluité, et c'est ce qu'il nous importe le plus de savoir.

A l'imitation de la doctrine ancienne, qui vouloit que la plaie récente, suite de l'opération du bec de lièvre naturel, fut réunie au moyen de la suture entortillée, quelques praticiens ont cru devoir l'employer dans les plaies sanglantes des lèvres , avec simple division ou perte de substance. Mais l'expérience ayant confirmé que les bords de ces plaies pouvoient être fermement maintenues affrontées par un bandage unissant fenêtré, on étoit convaincu de l'inutilité de la suture, en pareil cas. Cependant on a vu le contraire; et le mémoire de feu Louis, qui, le premier, s'étoit déclaré hautement contre cet abus prétendu, a frayé cette route nouvelle aux praticiens, en les forçant d'abandonner celle que l'habitude, autant que le raisonnement, leur avoit ouverte, depuis des siècles.

On donnoit pour raison, que les épingles dont on se servoit alors, déterminoient et entretenoient nécessairement une tuméfaction douloureuse dans la partie et ses environs; et que les rubans de fil, humectés, puis desséchés et endurcis, la blessoient par leur contact immédiat et constant; que la suppuration inévitable devoit infailliblement s'opposer à la réunion projetée, laquelle, en dépit de tout ce que l'art exige à ce sujet, ne pouvoit jamais être qu'irrégulière. Mais on n'a rien vu de tout cela.

Il n'est pas surprenant que l'on voie l'un des bords de cette plaie, plus relâché et plus affaissé que l'autre, par la raison qu'il aura plus longuement suppuré. Aussi remarque-t-on assez communément, que l'un d'entr'eux est toujours plus déprimé et plus prolongé, et c'est celui du côté opposé à la gouttière du nez. Ceci est un vice dans l'application du bandage. Quand il est bien fait, ce bandage n'a pas le défaut d'attirer sur la plaie cette tuméfaction inflammatoire, qui ne se dissipe jamais que par une suppuration communément trop longue. L'observation prouve contradictoirement que, cette plaie n'étant assujettie par aucun point de suture, non-seulement la réunion en est plus tardive, mais encore que le déplacement des lèvres a lieu; d'où il suit que le plus souvent l'une des deux dépasse l'autre.

Le bandage à filet entrelassé est généralement préférable à celui que l'on prépare, dans cette intention, avec les bandelettes de linge, dont un des chefs est ouvert dans une

partie de sa longueur. Indépendamment que
le premier permet de juger de l'approxima-
tion uniforme des lèvres de la plaie, lors de
son application, il a l'avantage de ne pas les
comprimer avec inquiétude. Il donne encore
la liberté de contempler cette plaie à loisir,
sans déranger l'ordre dans lequel ce bandage
est placé, et d'y porter, au besoin, les topiques
nécessaires.

Les plaies de la langue ont été également
soumises à la suture. Paré cite, en leur faveur,
différens exemples qui prouvent qu'elles ont
eu le plus heureux succès entre ses mains.
Que la plaie de la langue soit longue, oblique ou transversale, il ne veut pas que l'on
fasse moins de deux points de suture, l'un
desquels sera arrêté sur son plein, et l'autre
au-dessous.

Il a grand soin de recommander que l'ex-
cédant du fil soit retranché très-près du
nœud, afin d'éviter l'inconvénient qu'il y
auroit s'il étoit porté entre les dents lorsque la langue se meut.

Paré, après avoir parlé, avec beaucoup de
sagacité, de la manière de procéder à cette

synthèse, qu'il proteste n'avoir jamais vu pratiquer à qui que ce soit, ni appris par livres
ou autrement, ne laisse rien à désirer sur le
genre d'alimens dont le blessé doit faire usage
alors. Cet habile chirurgien dit avoir pratiqué
cette suture, pour la première fois, sur le
fils de M. Corret, avocat en Parlement.
,, Cet enfant, alors âgé de trois ans, s'étoit
,, coupé, avec les dents, une bonne portion
,, de l'extrémité de la langue, dans une chute
,, qu'il fit, et où le menton porta sur une pierre :
,, à l'aspect de cette plaie. Paré fut tenté de
,, retrancher tout à fait la portion détachée de
,, cet organe, attendu qu'elle ne restoit plus ad-
,, hérente au tout que par un peu de chair ;
,, mais la crainte de voir ce jeune blessé privé,
,, pour toujours, de l'usage de la parole, le
,, décida à la coudre. Il termine cette histoire,
,, en disant que l'enfant fut guéri sous peu de
,, jours, et qu'il parloit très-bien. ,,

Les deux autres observations comprises
dans ce chapitre, et sur lesquelles Paré appuie
sa doctrine des sutures, en cas pareil, n'en
disent pas davantage. C'est, d'une part, le
fils de M. de Marigni, président aux en-

quêtes , qui fut blessé de même par une chute, et semblablement guéri. De l'autre , c'est maître Jean Piet , charpentier, qui, tombant d'assez haut sur une piéce de bois , se coupa presque totalement l'extrémité de la langue. Il s'adressa à Paré , et vouloit qu'il lui retranchât le morceau détaché ; mais celui-ci s'y refusa, ayant l'expérience qu'il pouvoit être fort bien réuni et conservé au moyen de la suture, qui lui avoit déjà parfaitement réussi dans les deux cas précédens : il la fit ; elle eut en effet le même succès.

On lit, dans les mémoires de l'académie de chirurgie, l'histoire d'une demoiselle qui, dans une attaque d'épilepsie , eut la langue presqu'entièrement coupée, par la constriction forte et subite de la mâchoire inférieure. Louis, appelé à l'instant , chercha , peut-être un peu trop tôt, à surmonter cette résistance par différens moyens. Au reste, répugnant, non sans raison , à la suture en pareille circonstance , quoiqu'il n'ignorât pas l'avantage que Paré en avoit obtenu dans le même cas, Louis, dis-je, proposa d'introduire la langue dans un petit sachet de linge fin ; ce qui fut

fait, et il l'y maintint au moyen d'un accessoire fort ingénieux. Ce linge, humecté de
salive, permettoit de voir, par sa transparence,
l'état de la plaie ; ce chirurgien recommanda
très-soigneusement de la faire arroser par intervalle avec un mélange de vin tiéde et de
miel rosat. L'observation dit que cette plaie
fut cicatrisée dans peu. Mais cet accident s'étant
renouvelé quelque temps après, on employa
le même moyen, et toujours salutairement.

Il paroît assez inutile de s'arrêter à l'in-
fluence que Louis suppose à ce bandage,
contre la récidive de cette maladie. Mais il
y avoit tellement confiance que les personnes
que l'expérience avoit instruites à présager le
retour de son mal, étoient chargées du soin
de lui appliquer ce bandage tous les soirs,
pour prévenir les accidens de la nuit. Ici,
Louis seroit assez porté à croire que c'est à
cette précaution que l'on fut redevable du
non retour de ces accès épileptiques noc-
turnes ; ce qu'il sembleroit attribuer à la présence des fils de fer placés entre l'une et l'autre
mâchoire, à dessein de soutenir le sac à la
hauteur nécessaire.

Toute curieuse et intéressante qu'est cette observation, elle ne détruit cependant pas l'efficacité de la suture faite par Paré. Cet historien ne nous dit pas qu'il en soit résulté le moindre inconvénient ; il est seulement question que les trois blessés dont il parle guérirent dans un temps très-court, et qu'il n'employa, pour concourir à cette réunion, que des alimens liquides qui remplaçoient les topiques, dont l'usage est sommairement prescrit en pareille occasion. Mais Paré se tait sur la tuméfaction qu'a dû éprouver la langue après ces sutures, et il nous laisse ignorer l'époque à laquelle il les a enlevées ; c'est le seul reproche qu'on pourroit lui faire, si on y étoit fondé.

La section de la langue, occasionée par des chutes ou autrement, n'est pas chose très-rare ; il est peu de chirurgiens qui, dans le cours de leur pratique, n'en aient eu des exemples. On ne lit nulle part, cependant, qu'on l'ait ni suturée, ni mise dans un sachet, et ces plaies n'en ont pas moins été parfaite-ment réunies.

Une fille fut surprise, en bâillant, par

un coup de main qu'on lui porta, avec intention, sur la mâchoire inférieure; elle la rapprocha si subitement que la langue, placée entre les dents de l'une et l'autre mâchoire, fût coupée obliquement de la longueur de deux travers et demi de doigts.

L'abondance du sang qui découloit de cette plaie effraya ses parens, que ma présence tranquillisa. Je lui fis sur-le-champ porter de l'eau fraîche dans la bouche, et l'hémorragie cessa insensiblement. La langue placée dans le bassin de la mâchoire inférieure, je recommandai à la malade d'être très-attentive à l'y laisser en repos. Je maintins, par une mentonnière, les deux mâchoires l'une contre l'autre, assez fortement pour qu'elle ne fût pas tentée de la mouvoir. Vingtquatre heures après je levai le bandage, pour enduire la plaie de miel rosat; elle étoit humectée d'une humeur roussâtre, et la langue tuméfiée. Deux fois par jour ensuite je la visitai, avec précaution, à dessein de renouveler l'application du remède, et, à l'aide d'un biberon à long bec, je lui faisois prendre quelques cuillerées de bouillon. Elle fut astreinte, à ce bandage, pendant huit jours, au bout desquels je jugeai la réunion de la plaie assez solide déjà pour lui permettre l'usage des panades claires et des gruaux d'orge ou d'avoine. Des lotions de vin rouge tiède donnèrent à la cicatrice toute la fermeté nécessaire, et le 12.º jour elle put manger des soupes et de la mie de pain.

L'observation journalière a répété à tout chirurgien, qu'il n'est aucune plaie qui guérisse plus facilement et plus promptement que celles de la langue. Est-ce la structure particulière de cet organe, est-ce la salive dont il est constamment arrosé, est-ce la privation de l'air extérieur, ou la tiédeur du lieu qu'elle occupe, qui accélère la guérison de ces plaies? Les unes et les autres y contribuent; c'est ce que je me plais à croire.

La conque de l'oreille, ou l'oreille externe, est exposée à être divisée en long ou en travers, par l'instrument tranchant, ou par tout autre agent extérieur. Quelle qu'en soit la cause, la réunion de la plaie invoque les secours de l'art. Ces secours sont les mêmes que ceux qu'on emploie dans tous les cas de division

partielle, soit des parties molles, soit des
parties dures, susceptibles de se réunir quand
elles sont en contact. Le choix des moyens
de réunion varie, ici comme ailleurs, res-
pectivement à la nature des parties blessées,
et à leur situation. Mais on n'a point encore
statué scientifiqnement sur celui d'entr'eux
qni mérite la préférence.

L'oreille externe, par sa position, n'est pas
très-susceptible d'un bandage particulier, propre à maintenir réunie la portion divisée,
aussi exactement qu'il conviendroit qu'elle le
fût pour éviter la difformité. Elle ne tronve
pas non plus de grandes ressources dans la
situation. Cependant le bandage, quoique
non considéré comme moyen essentiel, n'en
est pas moins un accessoire important dans
la circonstance.

L'emplâtre agglutinatif qui a le pas sur lui,
a eu une application heureuse, toutes les
fois qu'on en a usé avec méthode. Mais les
praticiens n'y ont pas généralement une égale
confiance ; en cas pareil, quelques - uns préfèrent la suture. Des personnes éclairées,
témoins de l'usage qu'on en a fait en sem-

blable occurrence, en parlent avantageuse-
ment. C'étoit, au reste, le système de Paré,
et ceux qui l'ont adopté n'ont pas eu à s'en
repentir, quoiqu'ils n'eussent pas strictement
observé les sages précautions qu'il recommande dans le procédé.

Ces précautions consistent à respecter le
cartilage, c'est-à-dire, à ne comprendre, dans
l'anse du ruban, que la peau et le peu de
substance charnue qui le couvre immédiatement : le motif de ce chirurgien porte sur la
crainte de la gangrène, qu'il dit être survenue
plusieurs fois à cette occasion.

Paré a aussi l'attention de prévenir les
jeunes praticiens qu'il faut prendre garde à
ce qu'il ne s'engendre des chairs superflues
dans le conduit de l'oreille, *parce qu'alors*,
étant fermé, *le blessé en perdroit l'ouie*. Pour
éviter cet accident, il veut qu'on l'entretienne
ouvert, en y introduisant de l'éponge. On
voit que cette réflexion de la part de Paré ne
peut avoir rapport qu'au cas où l'oreille
seroit coupée en travers.

Mais y auroit-il autant d'inconvénient
qu'il le dit, à embrasser une portion de

cartilage dans l'anse de la suture ? On ne le présume pas. Ce ne pourroit être, tout au plus, que dans la circonstance où ces liens seroient trop serrés qu'on auroit à redouter l'accident dont il parle. En accordant qu'il puisse l'être trop par le fait de l'opérateur, ou par l'événement de la fluxion inflammatoire primitive et consécutive, il ne seroit pas inévitable ; car, qui pourroit être assez imprudent pour attendre que la conque se tuméfiât plus qu'elle ne doit l'être, et laisser subsister ce lien ?

Au reste, quoi qu'en dise Paré, le cartilage de l'oreille a pu être suturé impunément, et, ce qui surprendra sans doute, dans une occasion où l'on ne se permettroit nulle part de tenter la suture. Voici le fait :

Un particulier ayant eu l'oreille droite déchirée par un chien, le citoyen Hoin, chirurgien de réputation, à Dijon, tenta vainement de contenir le lambeau au moyen des bandelettes de taffetas d'Angleterre. Quoiqu'aidée de la position méthodique de l'appareil et de la situation, leur insuffisance le décida à avoir recours à la suture. Il n'hésita pas de percer quatre fois le cartilage de part en part, afin de lui donner plus de solidité et d'abréger l'opération. Nul accident n'est survenu; l'inflammation a été modérée, et la réunion parfaite.

Il est naturel de croire que cette ligature n'a été serrée qu'autant qu'il le falloit pour assujettir le lambeau, ce qui n'a pu décider l'accroissement de l'inflammation, qui inspire si vivement à Paré la crainte de la gangrène; et qu'en chirurgien habile, le citoyen Hoin a coupé et retiré les sutures à propos.

En comparant les préceptes de Paré avec le procédé du chirurgien de Dijon, que j'ai cru devoir citer contradictoirement pour exemple, on voit que les grandes plaies de l'oreille externe peuvent être suturées utilement et sans inconvénient, avec les égards convenables; et que, dans les divisions moindres de cette partie, on doit préférer les bandelettes agglutinatives, avec l'attention de les faire seconder par les accessoires ordinaires, que la suture n'exclut jamais.

L'habitude de coudre indistinctement toutes les plaies, dans l'intention de rapprocher le terme de la guérison, avoit fait imaginer de pratiquer des points de suture, en santoir, à celles de ces grandes plaies artificielles, suite de l'amputation des gros membres. Des chirurgiens, plus doux et plus éclairés, ont cru devoir substituer les emplâtres agglutinatifs à ces sutures. Mais sans doute que, convaincus aujourd'hui du vice de ce procédé, ils ne s'obstineront plus à en recommander impérieusement l'usage, comme chose indispensable à l'accélération de la cicatrice. Quoique les bandelettes agglutinatives n'aient pas, à beaucoup près, le double inconvénient qu'on est fortement en droit de reprocher à la suture sanglante, elles ne laissent pas que d'en avoir de graves, dont on n'est pas toujours maître d'annuller les effets. Ainsi que la suture avec l'aiguille, l'emplâtre agglutinatif occasionne des déchiremens à la circonférence de la plaie, à l'approche de sa tuméfaction inflammatoire, époque des accidens les plus rigoureux qu'elle ait à essuyer durant son cours. Non-seulement ces sutures étoient abusives, mais préjudiciables.

Fabrice de Hilden toit loin d'approuver

cette méthode, qui étoit probablement celle
de la plupart des chirurgiens de son temps :
il faut croire qu'il étoit d'usage, alors, qu'a-
près s'être rendu maître du sang qui fuit avec
force des vaisseaux artériels, à la suite de l'amputation des gros membres, on cherchoit
ensuite, au moyen d'une suture en sautoir
ou cruciale, faite aux lèvres de cette plaie artificielle, à les rapprocher l'une de l'autre,
autant qu'il étoit possible, à dessein, sans
doute, de favoriser leur réunion pour accélérer la cicatrisation.

Mais ce chirurgien, observateur fidéle, reproche, d'une part, à cette méthode, l'inconvénient d'augmenter étonnamment les douleurs inséparables de la tuméfaction inflammatoire du moignon ; et, de l'autre, celui de
rompre et de déchirer la peau, nécessairement élevée et tendue alors par le boursoufflement des chairs, et par suite de l'inquiétude douloureuse suggérée par les points de
suture : or, cette suture ne subsistant plus,
son point de resistance étant détruit, il la
regarde, avec raison, comme tout-à-fait inutile. A ces deux premiers inconvéniens prés,

Fabrice de Hilden lui en attribue un troisième, c'est celui où, dans le cas d'hémorragie secondaire, si la disposition de ces sutures subsistoit, il seroit difficile de porter directement, sur l'orifice des vaisseaux ouverts, les topiques propres à supprimer de rechef la perte du sang. „ Nonnulli resecto membro, „ et restricto sanguine, acu oblongâ et filo „ æquali ac levi, quale est sericum, labia „ vulneris decussatim, quantum fieri potest, „ contrahunt. Verùm methodus illa mihi „ non probatur. Cùm enim *truncus* post „ operationem intumescat, sutura *hæc* dolores „ mirum in modum adauget, filum quoque „ hoc, intumescente carne, cutem abrumpit, „ qua propter sutura relaxatur, ità ut planè „ inutilis sit. Quò minus pulvilli ad ora va- „ sorum commodè applicari possint; si forsan „ de novo hemorragia superveniret. „ Pourroit-on en dire plus aujourd'hui ?

Si coudre ces plaies est un grand abus, il le seroit bien plus encore, s'il étoit possible, dans celles qui sont contuses, déchirées et enflammées. Quoique les règles anciennes de l'art n'eussent jamais varié dans la défense des sutures, en pareille circonstance, on a cependant des faits qui déposent qu'elles ont été pratiquées dans de larges plaies avec déchirement, et non pas toujours sans quelque succès : cela peut être. Mais il a fallu alors que ces sutures soient faites sur-le-champ dans la portion saine des lambeaux, et qu'on ait eu l'attention de les supprimer avant l'époque de l'inflammation. Au surplus, l'intention de ces chirurgiens n'étoit pas, sans doute, de les faire servir à la réunion des parties déchirées ; ils n'en avoient probablement d'autre que celle de les faire concourir au rapprochement de ces lambeaux, qu'ils craignoient d'ébranler et de déplacer dans le cours des pansemens ; quelle que soit leur intention, je ne prétends pas les excuser.

Les plaies vénimeuses, ou soupçonnées de l'être, quoique faites par instrumens tranchans, quand même elles seroient profondes et déchirées, interdisent également l'usage de toute espèce de sutures. Par leur nature, ces plaies sont vouées de fait à la suppuration. Celles de la face ne doivent jamais jouir ici d'aucune considération particulière. Mêmes causes, mêmes effets à craindre, et mêmes moyens à employer. C'est toujours dans le lieu où le venin est appliqué qu'il fait ses premières impressions. Ce doit être par conséquent là qu'on doit chercher à solliciter son évacuation. La plaie par laquelle il s'est insinué, est censée devoir être l'égoût le plus favorable à son expulsion : c'est pourquoi il est essentiel de l'entretenir ouverte, et de presser la suppuration, en provoquant d'abord l'inflammation par des topiques stimulans incendiaires.

Ce soin est le premier qu'on ait à remplir dans les plaies causées par la morsure des animaux hydrophobes. Aussi les brûle-t-on, les cautérise-t-on; puis on accélère la chute de l'escarre par l'application soutenue des onctueux pourrissans. La suppuration étant une fois établie, on la favorise, et on la nourrit par les suppuratifs relâchans, et, si elle semble s'épuiser, on la rappelle aussitôt, en irritant la plaie par différens topiques connus.

Pareil abus encore de la suture dans les plaies du cou, dans celles qui sont situées sur la voûte de la poitrine, et dans celles aussi qui ouvrent les parois du bas-ventre.

Les premières, celles du cou, quoique transversales, quand elles n'intéressent que les tégumens, les muscles et les vaisseaux veineux,
ne demandent autre chose, pour être réunies,
que la situation dans laquelle le corps est
courbé en avant. Le bandage qu'on y ap-
plique n'a d'autres propriétés que celles
d'assujettir, au degré convenable, la tête dans
la flexion de derrière en avant, et sur les côtés,
lorsque le cas l'exige.

La structure et la disposition naturelle de
ces parties donnent au chirurgien la liberté
de lui faire prendre telle attitude qu'il juge
à propos. Ce moyen, pris dans la nature, est
le premier employé, et sans lui tous autres
seroient infructueux. Il a même l'avantage
de toujours suffire dans celles de ces plaies
qui compromettent la trachée-artère et l'œsophage. Ce genre de blessure offre plusieurs
exemples où elles sont la suite du désespoir,
ou l'effet de la mélancolie portée au dernier
degré, genre d'affection dans laquelle on redoute la mort, en même temps qu'on la désire
et la cherche.

Témoin de trois événemens semblables, je

me borne à rappeler celui-ci. Un déserteur du régiment d'Alsace fut arrêté et mis en prison pour instruire son procès. Le sur-lendemain il y fut atteint d'une maladie, pour laquelle on le transporta à l'hôpital militaire, sous la garde de deux surveillans. Soit remord, soit honte du crime, soit certitude de périr ignominieusement, il chercha à se détruire, en se coupant la gorge avec un rasoir. La plaie étoit de la longueur de plus de quinze centimètres, la trachée-artère totalement divisée, l'œsophage ouvert dans la plus grande partie de son tout, et les deux jugulaires externes, comprises dans cette blessure, épanchoient une grande quantité de sang.

Le chirurgien de garde, appelé sur le moment, ne s'occupoit qu'à l'étancher. La plaie étoit béante, et l'homme près d'expirer, lorsque j'approchai de son lit. Il me suffit de ramener la tête en avant pour le ranimer. La respiration commença à renaître, et le visage, pâle et froid, s'échauffa et se colora. J'assurai la tête dans cette situation au moyen d'un bandage solide, et n'appliquai sur la plaie, cachée par les plis de la peau, que quelques bandelettes d'un linge extrêmement doux, trempées d'eau froide. Gardé à vue par les chirurgiens de garde, le bandage resta constamment en place jusqu'au huitième jour inclusivement, où je le relevai pour en substituer un autre. La plaie fut parfaitement cicatrisée le douzième. (*)

Garangeot parle d'un homme qui se fit, de la même manière, une plaie de même nature, à laquelle ce chirurgien n'apporta pas d'autres remèdes. Ce blessé fut guéri dans dix-huit jours.

L'histoire ancienne de l'art nous fournit plusieurs faits semblables pour lesquels on a employé la suture ; mais il n'est pas dit que partout elle ait eu du succès. „ Paré raconte, „ à ce sujet, dans son style connu, l'événe- „ ment d'un serviteur de M. de Champagne, „ qui fut navré d'un coup de sabre à la „ gorge, de sorte qu'il y avoit une des veines

(*) Le prince Maximilien de Deux-Ponts, colonel de ce régiment, étant dans la salle voisine, en fut instruit, et accourut promptement au bruit de cet événement. La situation de ce malheureux le toucha aux larmes, et son cœur, extrêmement généreux, voulut qu'il lui pardonnât ; et il lui obéit.

,, jugulaires coupées, ainsi que la trachée-ar-
,, tère, avec grand flux de sang , le malade
,, ne pouvant parler jusqu'à ce que la plaie
,, fût cousue et médicamentée. Or , ajoute-
,, t-il , pendant que ces médicamens étoient
,, liquides , il les attiroit entre les points d'ai-
,, guille et les rendoit par la bouche. Paré
,, termine ce récit en disant simplement
,, que ce blessé fut guéri. ,,

Ceux qui font l'objet des deux observations
suivantes , n'ont pas été si heureux. ,, Il est
,, question dans la première de deux anglois
,, logeant ensemble , et qui , revenant un soir
,, du bois de Vincenne, prirent dispute. L'un
,, d'eux coupa à l'autre la trachée - artère et
,, l'œsophage , par plusieurs coups de dague.,,
La plaie fut rapprochée et suturée. Si l'on
s'en rapporte à l'auteur, il auroit compris, dans
ses points de suture, la trachée-artère avec les
tégumens. Le malade périt, le quatrième jour ,
contrairement sans doute à l'espérance que ce
chirurgien avoit conçue de ce procédé.

,, Dans la seconde, il s'agit d'un allemand
,, qui se coupa la gorge d'un coup de cou-
,, teau , et s'en donna plusieurs autres tant

„ au thorax qu'au ventre. De même que
„ dans la dernière, la trachée-artère et l'œso-
„ phage étoient coupés, la plaie fut cousue,
„ et, comme celui qui fait le sujet de l'ob-
„ servation précédente, il mourut le qua-
„ triéme jour. „

Il n'est fait mention nulle part, dans le récit
de ces trois faits, de la situation que Paré a
fait observer à ses blessés. On n'y lit pas,
dans ces histoires, qu'il leur ait penché en
avant et maintenu ainsi la tête par un bandage. Cet oubli paroîtra inconcevable à tous
ceux qui ont de ce grand chirurgien la
haute idée qu'ils doivent en avoir. La nécessité de cette situation et l'avantage qu'il devoit
en retirer lui seroient-ils bien échappés? car,
ou il n'a pu pratiquer la suture, si la tête
étoit penchée en avant, ou cette suture devoit être infailliblement relâchée, et par conséquent nulle, si, après l'avoir faite, il a mis
la tête dans cette attitude.

Quoi qu'il en soit, il ne peut rester aucun
doute sur l'abus des sutures en pareille occasion, non plus que sur le danger de leur
usage. L'expérience, à l'appui de laquelle vien-

nent les observations de Paré, le prouveroit
d'une manière incontestable au besoin.

SECTION SIXIÈME.

*De l'abus de la suture dans les plaies
longues et profondes des muscles externes de la poitrine, et dans celles
de la capacité du bas-ventre, faites
par instrumens tranchans.*

Elle est également abusive et préjudiciable,
la suture, dans les plaies profondes, horizon-
tales, obliques et transversales, suites de
coups portés par armes blanches, qui divisent
les muscles externes du thorax dans toute leur
épaisseur. Les bandelettes agglutinatives, lorsqu'il y a lieu, le bandage et la situation,
suffisent invariablement pour les réunir. Le
chirurgien qui croiroit à la nécessité absolue
de suturer ces plaies, auroit bientôt à se repentir de l'avoir fait, en suspectant l'hémorragie
qui souvent les accompagne. Il ajouteroit évidemment au mal, sans l'espoir fondé de concourir à leur réunion. Tant s'en faut ; la

présence des liens suturans aggraveroit infailliblement les douleurs inséparables de la plaie,
soumise, par sa localité, à des alternatives de
rapprochement et d'éloignement de ses bords,
effets des mouvemens d'élévation et d'abaisse-
ment de cette capacité ; mouvemens déter-
minés par les lois de la nature vivante.

S'il est vrai qu'on a pu abuser de la suture,
en pareille circonstance, l'erreur n'a pu subsister long-temps ; car la démonstration souf-
frante et le rapport plaintif du malade, devoient
en dire assez pour y remédier sur-le-champ :
on ne peut le faire plus sagement et plus promptement qu'en retirant d'abord les sutures.

Une seule fois, et j'étois fort jeune, je l'ai
vu pratiquer, en cas pareil, sur un garçon
meunier, qui, simplement couvert de sa
chemise, ne put éviter, dans une dispute élevée
et nourrie dans une auberge, un coup de tran-
chet que lui portoit un cordonnier, dont
plusieurs outils, tout fraîchement repassés,
étoient à sa disposition. Je me rappelle très-po-
sitivement que ce blessé ne put supporter cette
ligature plus de deux heures, tant la douleur
étoit cuisante, et la respiration douloureuse.

J'ai eu, depuis, occasion de donner mes soins à des blessés de coups de sabre, chez qui ces plaies comprenoient la totalité du sein, et venoient se terminer à plusieurs travers de doigt au-dessous, en traçant une diagonale; mais je n'ai point eu à me reprocher d'avoir suivi l'exemple de mes maîtres.

L'emplâtre agglutinatif, dont on pourroit espérer, n'est pas toujours applicable. La perte de sang, plus ou moins abondante, et difficile à étancher, relativement à la source qui la produit, annulle son effet; mais, à son défaut, la situation et le bandage remplissent merveilleusement l'intention.

Si la plaie est située latéralement, il convient de faire fléchir la colonne épinière du côté de la blessure, et de placer la tête en avant. Savoir varier la situation, selon le lieu et la forme décrite par ces blessures, est chose trop sentie pour en dire plus. Il est question de la faire prendre telle, cette situation, que les muscles qui concourent à revêtir la poitrine, soient dans un parfait relâchement, et alors les lèvres de la plaie, quelque étendue qu'elle soit, sont toujours affrontées. Un appareil raisonné et soutenu par un bandage méthodique, la maintient dans cet état.

En cas d'hémorragie ou de toux, on ne peut se dispenser d'employer le bandage roulé. Il doit être solidement fixé, sans toutefois, cependant, que le blessé puisse en souffrir au point de gêner les mouvemens de la respiration. Ces deux cas particuliers peuvent se trouver réunis par événement ; mais l'un est plus commun que l'autre. L'observation suivante, qui m'a été communiquée par un élève en chirurgie de distinction, donne un exemple du premier.

En 1793, v. st., un sous-officier de Soissonnois, campé alors à l'île du Fort-Vauban, reçut dans une rixe un coup du tranchant d'un sabre, sur la poitrine, duquel résulta une plaie oblique de la longueur de vingt centimètres et plus : elle pénétroit toute l'épaisseur du sein ; l'artère mammaire étoit totalement divisée, et le sang abondoit. Ce chirurgien, ne consultant que sa raison, n'eut pour cette hémorragie qu'une considération ordinaire ; il fit prendre au blessé la situation convenable. Un appareil unissant, maintenu par

un bandage médiocrement serré, auroit mis
le blessé à l'abri du retour de cet accident, s'il
eût scrupuleusement gardé la position de rigueur, qui lui avoit été strictement prescrite ;
mais deux fois il s'oublia, et deux fois l'hémorragie reparut. Cela n'empêcha pas que la plaie
ne fût solidement réunie le dixième jour.

L'observation que j'ajouterai à celle du
citoyen Gueland, est confirmative de la sa-
gesse et de l'efficacité du procédé simple qu'il
a mis en usage. Aussi me dispenserai-je de la
rapporter, le cas étant absolument le même,
la toux exceptée. En serrant un peu plus le
bandage qu'à l'ordinaire, je rendis presque
nuls les mouvemens convulsifs des muscles
extérieurs de la poitrine, dont la capacité se
rétrécit et se dilate alternativement dans l'action de la toux. Mais c'étoit une considération de plus pour l'ébranlement répété qui
en résulte et devient plus fort encore dans l'ex-
pectoration : c'est alors que le malade a étrangement à souffrir, surtout lorsqu'elle est difficultueuse. Il y eut hémorragie, comme dans
le cas précédent ; mais, malgré les secousses
qu'éprouva la poitrine, elle ne reparut pas.

Fidéle dans le récit de cette observation, je
dois dire, cependant, que la partie supérieure
de la plaie fut fatiguée, qu'elle suppura et
fut la derniére cicatrisée.

Si l'humanité et la raison ont réclamé contre
l'abus des sutures dans une infinité de circonstances, elles n'ont pas cru devoir les rejeter
dans certaines occasions où l'art seroit absolument nul sans leur secours. Quelqu'ingrate
et repoussante que soit l'opération par laquelle, au moyen d'un ruban de fil, on rapproche et maintient réunis les bords d'une
longue plaie qui met les viscères de l'abdomen à découvert, ne seroit-ce point ici le cas de
dire que les blessés n'ont alors l'espoir d'échapper à la mort, qu'autant qu'ils peuvent survivre
à la rigueur du supplice par lequel on leur fait
acheter la vie ?

Le bandage le plus compliqué et le plus
méthodique, la situation la plus favorable
et la plus exactement observée, ne peuvent
jamais suffire dans une occurrence semblable.
Malgré toutes les précautions possibles, de
l'une et l'autre part, l'épiploon et les intestins, humectés d'une vapeur douce et onc-

tuense , glissent et échappent à travers la plaie.
Ces parties n'ont pas seulement à souffrir de
la gêne qu'elles éprouvent , dans l'étroitesse
du passage que leur laissent les lèvres bour-
soufflées de la division : elles sont encore ex-
posées à être froissées , comprimées et contuses par le déplacement et le soulement des
piéces de l'appareil : accidens dont l'homme
de l'art le plus attentif ne peut pas toujours
se garantir : dans cet état de choses, peut-on dire
que la vie soit sans danger ? La suture devient
donc urgente pour prévenir ces maux immi-
nens, auxquels le blessé ne pourroit pas survivre.

Rien au monde n'est mieux décrit , par
tout, que l'espèce de suture qui convient
dans les plaies abdominales; au lieu d'une ,
il y en a même deux qui plaisent assez in-
différemment à divers praticiens. Telles sont
la suture entrecoupée , et la suture enchevil-
lée. Le plus grand nombre , à la vérité,
penche en faveur de la dernière. Mais le
procédé que l'une et l'autre exigent, est si
fidèlement prononcé dans les livres de l'art
qui ont rapport aux opérations , que l'on
voudra bien me dispenser de m'y arrêter.

Ceux qui en parlent le plus récemment ne paroissent pas avoir, pour l'aiguille qui doit y servir, les égards particuliers qu'elle mérite. Ils se bornent à dire qu'elle doit être courbe, pointue et tranchante sur les côtés. Mais cette désignation paroît trop générale et trop vague. Elle ne dit pas jusqu'où le tranchant de cette aiguille doit se prolonger, non plus que la forme que doivent avoir sa pointe et sa tête, ainsi que celle de l'ouverture la plus propre à recevoir le fil pour le diriger sans inconvéniens ; l'observation suivante nous éclairera sur l'un et l'autre.

On y verra en même temps la nécessité de la suture gastroraphique, et les inconvéniens qui peuvent en résulter, quand elle est faite sans considération pour les accidens dont elle est susceptible.

En août 1783, à huit heures du soir, un cavalier du ci-devant régiment d'Artois fut reçu à l'hôpital, étant ivre, pour une plaie, suite d'un coup de sabre, dirigée transversalement sur la partie latérale droite de la région ombilicale. Cette plaie, longue d'environ cinq

travers de doigts, pénétroit cette capacité, mais
sans lésion des viscères. Une partie de l'épiploon et une longue portion de l'intestin flot-
toient sur le bas-ventre. Le boursoufflement de
ce dernier rendoit son replacement difficul-
tueux : il céda cependant aux pressions douces
et combinées des doigts de l'une et l'autre
main. L'étendue de la plaie, la disposition à
sortir que témoignoient les viscères, parurent
nécessiter, ou jamais, un point de suture dans
son centre. Il fut fait avec deux aiguilles, de
forme ancienne, enfilées du même ruban.
Chacune d'elles fut dirigée du dedans au dehors, en comprenant dans l'anse le péritoine,
et l'épaisseur des muscles. Cette traversée fut
difficile à parcourir, tant par la forme vicieuse
des aiguilles, que par la résistance des parties.
La pointe en étoit trop grêle et trop frêle,
et le tranchant trop prolongé et beaucoup
trop étroit ; de manière que l'ouverture des
tégumens, pratiquée par ces aiguilles, ne
permettoit que difficilement à leur tête, grossie
par la duplicature du fil, de passer outre. Malgré mon intention à ne point serrer étroitement les deux extrémités du ruban, et à

mettre le blessé dans une situation qu'il tint
rigoureusement, il souffrit néanmoins beaucoup dans le cours de la nuit. Chaque élévation du bas-ventre, provoquée par l'inspira-
tion, lui rendoit la douleur plus aiguë. Ces
considérations déterminèrent à lever l'appareil
le lendemain ; les bords de la plaie et leurs
environs étoient tuméfiés et rouges. Vainement relâchai-je le ruban ; les douleurs per-
sistoient au même degré. Enfin, inquiet avec
raison sur l'événement futur, j'aimai mieux
supprimer tout-à-fait le lien, dans la crainte
de voir grossir les accidens. Je me contentai
de serrer un peu plus le bandage du corps,
qui, en maintenant les lèvres de la plaie en
contact, soutenoit l'appareil.

Le seul topique dont je fis usage, fut
l'eau fraîche, et la circonstance n'en demandoit pas d'autre. On en humectoit l'appareil,
par intervalle, et c'est à quoi se bornèrent
désormais tous les pansemens.

Au rapport du malade, il fut soulagé l'instant après que j'eus retiré les liens : en effet, la
nuit fut plus tranquille ; mais il ne sommeilla
que le matin.

Ce ne fut que le dixième jour, depuis cette dernière époque, qu'on leva l'appareil pour lui en substituer un autre, l'état de tranquillité du blessé n'exigeant pas qu'on le déplaçât plus tôt. Alors cette longue plaie étoit déjà réunie dans la plus grande partie de sa surface ; aussi, le vingtième jour de sa blessure, put-il faire quelques pas assurés dans la salle ; et le trente-quatrième il sortit de l'hôpital, la plaie étant totalement cicatrisée depuis quelques jours : mais ce ne fut qu'au bout de quelques mois qu'il reprit ses fonctions militaires.

Je dois dire aussi que ce cavalier a soigneusement observé de porter constamment le bandage particulier que je lui avois fait placer ; qu'il a toujours eu l'attention de se coucher du côté opposé à la cicatrice, et qu'il a évité toute espèce d'intempérance, dans la crainte des dangers, qui, d'après mes conseils, lui étoit toujours présens.

A cet exemple je pourrois en réunir quelques autres, où la suture a été également indispensable. Mais toujours aussi a-t-on eu soin de ne pas la laisser subsister trop long-temps. J'ai cité celui-ci de préférence, pour, d'une

part, faire connoître aux jeunes praticiens la
nécessité absolue de la suture en cas semblable;
et, de l'autre, pour éveiller leur attention sur
toutes les particularités accidentelles dont elle
peut être la suite.

Combien, d'ailleurs, de faits historiques
qui déposent en faveur de l'urgence de cette
suture, dans la plaie, suite de l'opération
césarienne, par laquelle on ouvre une voie
large à la sortie de l'enfant hors du ventre
de sa mère, à travers les muscles abdominaux,
le péritoine et l'utérus! Au dire de plusieurs
écrivains, cet organe essentiel de la concep-
tion a pu même être suturé avec succès.
Quelque évidence que l'on donne à ce rapport, il est encore douteux qu'on veuille y
croire généralement.

Rousset affirme le fait, et ajoute qu'il a été
témoin de plusieurs amputations de matrice,
affectées de gangrène, faites par l'instrument
tranchant, la ligature et le cautère, amputations auxquelles les femmes ont survécu;
espèce de phénomène dont le siècle dernier
nous a donné des exemples.

Quoique les accoucheurs les plus célèbres

de différentes nations ne soient pas encore parfaitement d'accord sur le lieu d'élection du part césarien, il est cependant dit, presque partout, que la suture de la plaie qui en résulte est de nature indispensable.

Bauhin fait remonter l'historique de cette opération en 1500, et attribue la première de ce genre à un châtreur, qui la pratiqua sur sa femme : il est dit qu'il fit plusieurs points de suture à la plaie, dans l'intention de la réunir ; ce qui fut, et sans que cette femme éprouvât le moindre accident.

Rousset parle de la femme d'un nommé Godard, qui, six fois, subit cette opération, après laquelle elle fut chaque fois suturée ; et l'auteur ajoute qu'elle périt de son septième enfant, faute de ce secours, son chirurgien accoucheur ordinaire étant mort durant sa grossesse.

Au rapport de Roonhuisen, célèbre accoucheur hollandais, Sonnius, médecin de Bruges, pratiqua sept fois, avec succès, cette opération sur sa femme, et sept fois aussi il lui cousit le ventre. Peut-être est-ce là ce qui a fait dire à Scipio Mercuri, chirurgien de Rome, que, de son temps, cette opération étoit autant en usage en France, que la saignée en Italie pour les maux de tête.

Delamotte nous a conservé l'histoire d'une opération césarienne, après laquelle l'enfant fut trouvé mort, et il y est expressément dit que ce chirurgien fit sur-le-champ quelques points de suture à la peau, et que la malade guérit.

Parmi les nombreuses observations que j'aurois à citer encore en faveur des succès de cette opération, et de l'emploi que l'on a fait de la suture pour maintenir les lèvres de la plaie en contact, je me bornerai à celle-ci. Elle confirme ce que j'ai dit en parlant de l'inutilité et des inconvéniens de la suture dans la réunion des plaies extérieures de la poitrine, principalement chez les blessés affectés de toux; réflexions qui doivent également se présenter dans la circonstance des plaies du bas - ventre, pour en infirmer la suture.

De Thise, chirurgien de Bure, a communiqué à l'académie de chirurgie trois observations de femmes sur lesquelles il a pratiqué l'opération césarienne; il y est fait mention que l'une d'entre elles eut une toux si violente, que les points de suture rompirent plusieurs fois. Cet aveu ne permet pas de douter que, quoique cette toux continuât, on ne répéta pas moins la suture à de nouveaux frais : conduite reprochable, laquelle, je crois, n'aura jamais d'imitateurs.

Baudelocque, qui a donné tout récemment une nouvelle édition d'un savant traité sur les accouchemens, convient que la suture est le plus sûr moyen d'obtenir une cicatrice ferme et solide à la suite de cette plaie; mais il croit cependant qu'elle n'est pas tellement indispensable qu'on ne puisse s'en passer, attendu qu'il n'en est aucune dont les bords soient plus faciles à rapprocher, la grossesse y ayant disposé toutes les parties environnantes, et les enveloppes du bassin. Cela est bien vrai à cet égard ; mais il s'agit de savoir si ces dispositions suffisent pour tenir ces bords affrontés assez long-temps pour amener la plaie à une ferme cicatrice; il paroît que non.

Baudelocque lui-même paroît en douter, car il avoue qu'il n'y a pas de circonstance

où il soit plus difficile de maintenir ces bords
dans un parfait contact, à cause de leur peu
d'épaisseur, et du foible soutien qu'ils ont en
dessous, surtout lorsqu'on a fait l'incision
à la ligne blanche, comme le conseille De-
leurye. Au reste, il a soin de faire observer
que les plus légers mouvemens de la femme,
et la moindre pression des pièces de l'appareil sur les environs de la plaie, détruisent ce
contact si nécessaire à sa parfaite réunion.

Baudelocque attire l'attention sur un autre
objet. Il fait remarquer qu'en la découvrant
on a souvent trouvé un paquet d'intestins au-
dehors, et comme affaissé sous le bandage.
C'est ce qui lui fait dire, enfin, ,, que l'uti-
,, lité de la suture semble naître ici des dis-
,, positions même qui portent à s'en dis-
,, penser.,,

Il résulte des réflexions de ce savant accoucheur, que, quoique la suture ne paroisse
pas d'une nécessité absolue dans cette con-
joncture, elle l'est cependant tellement qu'elle
devient indispensable. Ici Baudelocque motive
ses raisons, et on ne peut qu'y applaudir.
Elles ont spécialement rapport à la chirurgie

des plaies , qui consiste également à éviter
les accidens dont elles sont menacées dans
leur cours ; à les guérir le plus promptement
possible , et à veiller à ce que leur cicatrice
soit solide : conditions qui ne peuvent avoir
lieu , dans cette occasion , sans le concours
de la suture. Comment se fait-il qu'ensuite
Baudelocque invoque l'expérience pour prouver que plusieurs fois la suture est superflue
après l'opération dont il s'agit , et qu'il ait
négligé de nous en transmettre quelques
exemples ?

Dire que cette suture a des inconvéniens ,
ce n'est rien avancer de nouveau ; elle les a
même partout ailleurs , à certaines considérations près , pour la nature des parties qu'elle
intéresse. Il n'est question que de savoir
si on peut s'en dispenser sans lui substituer des moyens de réunion qui puissent
utilement la remplacer ; tel est le point de la
question. Mais par malheur on n'en connoît
point de moyens , ou si non de très-infidéles ,
et par conséquent toujours insolides.

Il est bien senti que l'on ne doit pas multiplier ces points de suture , quelqu'étendue

qu'ait la plaie , par la raison qu'on multi-
plieroit avec eux les causes des accidens. C'est
à la partie supérieure des plaies abdominales à
les supporter seule ; car, dans la circonstance
dont nous parlons , il y auroit de grands inconvéniens à ne pas laisser cette plaie béante
de la longueur de deux travers de doigt au
moins , dans sa partie inférieure ou déclive ,
pour le passage des lochies , auxquelles on le
fermeroit inévitablement, en suturant cet organe ; source où elles ne pourroient pas être
retenues impunément, surtont lorsque la nature n'est nullement disposée à les évacuer par
le vagin.

Après tant de faits qui déposent en faveur
de cette suture dans les larges divisions de la
totalité des muscles abdominaux , comment
pourroit-on , avec l'accoucheur de Göttingen,
Rœderer, être indifférent sur son usage ? car
laisser l'opérateur maître de l'employer ou
non , n'est-ce pas lui dire qu'il peut s'en dispenser ; et , si cela est , pourquoi ne pas
l'instruire des moyens d'y suppléer ?

Charière, plus circonspect, ne dit pas tout-
à-fait que cette opération lui répugne ; mais

on le voit. Aussi propose-t-il de remplacer
cette suture par un cercle d'acier tronqué,
dont le centre sera placé par derrière, et aux
deux extrémités duquel on fabriquera deux
pattes, garnies de linge en manière de coussinets. Ce cercle, par son ressort, doit comprimer les muscles du bas-ventre, et en maîtriser les mouvemens, tandis que les coussinets, posés à quelque distance de la plaie, doivent en rapprocher les lèvres, et les tenir affrontées. C'est alors qu'à l'aide d'une situation
relative, il croit à la possibilité de remplir
pleinement l'intention.

Il y a lieu de croire que ce procédé, tout
ingénieux qu'il semble à Charière, n'a pas eu
le succès qu'il s'en promettoit; car, depuis lui
jusqu'à nous, on ne lit nulle part qu'il ait été
employé. On ne doit point en être surpris
après un détail aussi imparfait. On n'y voit,
en effet, ni la longueur que doit avoir ce
cercle, ni la manière de le fixer, ni l'étendue
de ses pattes à coussinets, qui doivent nécessairement varier comme le reste, selon le lieu
ou la dimension de la plaie; et, surtout, lorsque
l'on considère que la pression, peut-être

immodérée, de ce bandage, en fixant les coussinets sur un point seulement, doit fatiguer étrangement le malade, sans concourir au rapprochement immédiat des lèvres de la plaie. L'idée de cette compression, à laquelle celle du bandage herniaire a probablement donné naissance, ne peut agir, comme lui, qu'en pressant sur les parties auxquelles ces coussinets correspondent directement : or il n'y a pas de doute que cette pression ne soit plus désavantageuse qu'utile dans cette circonstance, bien différente de celle où il ne s'agit que de maintenir en place, au moyen d'une ou de plusieurs pelottes, les parties habituées à s'échapper du bas-ventre par des ouvertures accidentelles.

Un bandage élastique, semblable à peu près à celui que propose Chariére, trouveroit son utilité après la cicatrisation de la plaie, en comprimant avec une moyenne force l'étendue de la cicatrice, là où le ressort des muscles est nécessairement affoibli. Cette considération importante a paru échapper aux différens praticiens qui ont été à même de faire l'opération césarienne. La plupart en conviennent, et néanmoins aucun n'en parle, si ce n'est très-superficiellement. Cependant il n'est point de cas où le bas-ventre ait été ouvert, soit accidentellement, soit artificiellement, sans que le blessé ne soit exposé à une hernie de différente espèce, dont le volume s'accroît journellement, sans la précaution indiquée, laquelle doit être prise pendant le cours de la plaie à la cicatrisation, et sans que sa vie ne soit inquiétée par des souffrances qui, à chaque moment, peuvent donner lieu à des accidens irrémédiables.

En général, les plaies de l'abdomen dont les dimensions suffisent pour permettre aux viscéres contenus de s'échapper, ne sont point pour cela soumises à la suture ; on sait cependant que quelques chirurgiens ont jugé à propos de l'employer dans cette occurrence, et ils ne se sont pas aperçus que la réunion de la plaie en étoit moins hâtive. Lors même que, par l'ampliation de la plaie, ampliation faite à dessein de favoriser la rentrée des parties flottantes du bas-ventre dans leur domicile, on lui donne une étendue de deux travers de doigts, la suture gastroraphique n'en

est pas moins abusive. Un appareil approprié,
un bandage relatif, et la situation permanente
du malade sur le côté opposé à la blessure,
ou sur le dos, si la plaie est située antérieurement, suffisent toujours pour en obtenir une
prompte réunion. Toute la science du chirurgien consiste donc à savoir tirer de ces deux
principaux moyens l'avantage qu'ils promet-
tent et assurent. Il est vrai que la situation
est sujette à varier, et qu'il faut, de la part
de l'homme de l'art, des connoissances qu'il
ne peut attendre que de la science anatomique, relative à l'action vivante des muscles.
Il n'en est pas de même de l'appareil et du
bandage ; ils sont assez constamment les
mêmes dans la manière de les appliquer, à
quelques particularités près, cependant, qui
ne leur font éprouver de changemens que
relativement aux lieux qu'occupe la plaie.

Le moment où l'on renouvelle l'appareil,
est celui auquel on est le plus exposé à contrarier la nature dans la réunion. Aussi doit-
on y apporter la plus grande attention, et
être très-circonspect dans les mouvemens
nécessaires qu'exige l'ensemble du malade,

pour lui donner l'attitude convenable lors
du pansement. Le blessé doit être alors absolument passif ; c'est au chirurgien seul à
les diriger tous, ces mouvemens : il ne peut
se garantir contre la désunion des lèvres de
la plaie qu'à force de précautions ; et, le cas
arrivant où il auroit à essuyer quelques con-
trariétés, il est à même d'y remédier sur-le-
champ. Au reste la plupart de ces sortes de
plaies ne demandent que des pansemens très-
éloignés et très-simples.

Le grenadier au 1.er bataillon de la 62.e
demi-brigade, que j'ai cité ailleurs pour avoir
reçu d'un dragon un coup de sabre, dont il
résulta une plaie profonde à l'abdomen, région ombilicale (plaie à travers laquelle sortoit une longue portion d'intestins, qui avoit
entraîné une partie du mésentère auquel ils
adhèrent), sera un exemple de la simplicité
des pansemens, et de leur rareté en cas semblable. L'appareil ne fut point renouvelé
durant la cure ; on s'est borné à l'humecter
par intervalle avec quelques gouttes d'eau
froide.

Le dixième jour, la plaie étoit parfaitement

cicatrisée, au moment où il s'agissoit de relever l'appareil, un peu relâché, pour lui en
substituer un autre.

Il résulte de toutes ces observations pratiques, que j'ai été à portée de faire sur la
réunion sanglante des plaies du bas-ventre,
que la suture n'a jamais des inconvéniens
aussi sensibles dans celles d'une longue étendue que dans celles d'une étendue médiocre.

SECTION SEPTIÈME.

De l'abus de la suture des tissus membraneux articulaires, et de celle des tendons.

A l'époque où il étoit d'usage en chirurgie
de coudre indistinctement toutes les plaies
d'une certaine étendue, faites par instrumens
tranchans, celles des articulations mobiles et
des tendons n'en étoient pas exceptées. On
peut s'étonner que les accidens inséparables de
ces sutures, dans cette occasion, n'aient pas
dessillé les yeux des chirurgiens, qui, plus
sous le rapport de l'habitude que sous celui

du raisonnement, les croyoient et utiles et
indispensables; mais voilà tout.

L'histoire de la chirurgie des plaies attribue à Paré d'avoir parlé le premier de cette
suture dans celles des articulations, et d'en
avoir fait un précepte. Il est vrai que ce chirurgien ne se borne pas à la proposer, mais
qu'il la conseille avec une sorte de confiance
dans le cas dont il s'agit, si toutefois la plaie
présente une certaine étendue. Quoique Paré
ne dise pas qu'il l'ait employée, son opinion
et l'autorité dont elle a toujours joui, eussent
pu, l'une et l'autre, décider plus d'un praticien à y souscrire. A cette considération seule,
on seroit presque tenté de lui faire le reproche
de l'avoir annoncée comme admissible dans
cette circonstance. Une telle doctrine n'a
jamais pu être publiée au profit de l'art, ni
à l'honneur de celui qui s'en prévaudroit,
dans l'espoir d'en tirer un parti avantageux.
On conviendra que coudre les grandes plaies
des articulations, et dilater les petites, ne feroit
pas aujourd'hui un mérite, en chirurgie, à quiconque se glorifieroit de l'avoir fait.

En lisant attentivement le chapitre de Paré,

qui a rapport à la suture faite aux plaies des
jointures, on doute si l'ouverture qu'il recommande de laisser à leur partie déclive, pour
l'écoulement de la sanie, atteste réellement
qu'il avoit l'intention de faire servir cette
suture à la réunion de la division. On y
aperçoit seulement qu'il ne cherchoit qu'à
maintenir, par ce moyen, le centre des lèvres
de la plaie en contact. Mais les topiques dont
il fait suivre cette suture, en disent davantage;
ils lèvent le doute, et confirment l'intention.
L'encens, la poudre de dragons, le bol d'Ar-
ménie, la terre sigillée, l'aloës et le mastic,
réduits en poudre subtile, qu'il conseille, à
l'exemple de Devigo, d'appliquer sur la
suture, font voir distinctement qu'il avoit le
projet de les faire contribuer à la conglutina-
tion des chairs. Le défensif qu'il y ajoute, et
qui doit embrasser toute l'articulation, est plus
propre à exciter la douleur qu'à la prévenir.
Le blanc d'œuf, l'huile rosat, la farine
d'orge, etc., n'ont pas des propriétés réper-
cussives, ou répressives, capables d'en imposer à l'affluence des fluides dirigée sur la plaie.

L'irritation décidée par la présence du lien

suturant, y en appelle de différentes espéces.
Or, ce ne seroit pas rendre aux connoissances
de Paré l'hommage qu'elles méritent, que
de le soupçonner de n'avoir pas prévu la
fougue des accidens terribles dont les plaies
des articulations sont susceptibles , surtout
lorsque l'inflammation y prend part.

Pallier la douleur, c'est prévenir la véhé-
mence de ces accidens , et en même temps
la forte tuméfaction de l'article. Les applica-
tions émollientes et relâchantes susciteroient les
uns et les autres. Les topiques résolutifs,
répercussifs, spiritueux, en communiquant
à ces parties foiblement organisées et souf-
frantes, le degré de chaleur dont elles ont
besoin pour se roidir contre l'abord des
humeurs, les animent, les fortifient et les
mettent à même de leur opposer de la résistance.

La réunion de la plaie, maintenue par les
emplâtres agglutinatifs, qu'un bandage approprié sert dans le même sens, une situation
favorable, et un repos constant de la partie,
ne demandent pas un plus puissant agent. Il ne
seroit pas seulement superflu, mais plus préjudiciable que salutaire.

Tout récemment un tambour, B . . . . de la
12.ᵉ demi - brigade d'infanterie légère , reçut
sur la partie antérieure du genou droit , à un
demi-travers de doigt au-dessus de la rotule ,
un coup de sabre qui intéressoit toute l'é-
paisseur de la capsule articulaire. Cette plaie ,
longue de huit centimètres , fut appareillée avec
les bandelettes d'emplâtre d'André de la Croix ,
fortifiées par un bandage disposé avec méthode. L'eau froide , la situation et le repos , ont
ensuite concouru mutuellement à remplir le
vœu de la nature et celui de l'art.

Quelle que soit la forme de ces ligamens ,
fussent-ils larges , étroits , ronds ou plats , leur
structure organique n'admet du tout point la
suture ; et , quand même leur organisation constitutionnelle y consentiroit , leur destination
seule la rejetteroit. Comme parties minis-
trantes dans les articulations mobiles , les
ligamens les attachent à l'extrémité des os
respectifs , les lient ensemble , les enveloppent ,
les soutiennent , fortifient , et en dirigent le
mouvement. Il est donc essentiel , sous ces
divers rapports , d'éviter tout ce qui peut exciter la surcharge des vaisseaux dont ces liens

sont tissus , et que l'on sait anatomiquement n'avoir pas cette force réactive suffisante pour s'en débarrasser. En perdant leur flexibilité et leur souplesse , les mouvemens articulaires deviennent nécessairement laborieux et bornés. Or , la suture faite aux plaies des articulations mobiles déterminant sur elles un flux d'humeurs , sans doute que l'engorgement et l'inflammation qui en résultent , les engouent et les roidissent , et que les accidens primitifs , successivement plus opiniâtres , laissent après eux des maux , dont la dissipation totale est autant l'ouvrage du temps que celui des moyens qu'on y emploie , quelquefois même en pure perte.

Si la tradition ne nous fournit aucun témoignage certain de la suture , dans les plaies des articulations , les divisions des tendons , à la suite d'un coup porté par instrument tranchant , nous offrent dix exemples pour un , où cette suture a eu des succès. Différens écrivains attestent , par cette expression , qu'elle a été pratiquée plusieurs fois sous leurs yeux. Mais il est question de savoir s'ils entendent simplement par ce mot *succès* , que

les extrémités du tendon divisé ont été parfaitement réunies au moyen de cette suture;
ou que, la plaie étant consolidée, le blessé a
joui des mêmes facultés qu'auparavant, dans
l'usage volontaire de la partie. C'est ce qu'on
ne lit nulle part. Weslingius, un de ceux
qui assurent l'avoir vu réussir au gré des
désirs de celui qui l'avoit entreprise, et à la
satisfaction du malade, ne dit rien au-delà.
Il n'est point mention que le blessé dont il
parle ait recouvré le mouvement duquel le
privoit la section de ce tendon.

Wepser, Wanderviel, Purmann, André
de la Croix, et beaucoup d'autres encore,
font l'éloge de cette suture, et paroissent y
attacher la plus grande confiance. Chalmette
dit avoir été témoin de cette opération sur un
valet de son père, et que les suites en furent
heureuses; mais toujours même incertitude
dans les résultats, faute d'une entière explication.

Il étoit probablement réservé à Purmann
d'enrichir l'art de ces faits de pratique, car il
n'en compte pas moins de douze à lui seul,
où la suture du tendon, faite avec une

aiguille courbe , a eu le plus grand succès.

Verduc, Lavauguyon et Dionis, qui paroissent s'être spécialement occupés des recherches sur l'origine de cette suture , ne nous apprennent rien de plus. S'ils ne regardoient pas cette opération comme indispensable , au moins la croyoient-ils inutile, à en juger par la peine qu'ils ont prise de remonter à son origine , pour savoir à qui , sans doute, on étoit redevable des progrès de l'art, à cette occasion. Mais, recherches superflues; ils n'ont point été d'accord sur celui qui le premier a jugé à propos de la tenter. L'un en attribue la gloire à Bienaise, et les autres à Macquart, tous deux chirurgiens de Paris : Muralt est une autorité muette en faveur de l'un ou de l'autre. Il convient bien l'avoir vu faire à Bienaise pendant son séjour dans cette capitale, mais il ne dit pas pour cela qu'elle n'ait pas été pratiquée avant lui. Enfin cette indécision de la part de Muralt laisse encore aujourd'hui nos historiens dans l'incertitude de savoir à qui ils donneront la préférence.

Je ne rappelle au reste cette légende historique, aussi peu curieuse qu'intéressante, que

pour faire connoître les apôtres de cette suture. Partout on lit que ce sont des chirurgiens
de la plus haute réputation, vétérans anciens
et modernes, qui disent avoir été présens à
cette opération, en avoir subi la chance, et
qui y applaudissent : et comment se fait-il, à
travers tout cela, que pas un d'entr'eux ne
l'ait faite, et que néanmoins ils en chan-
tent si haut les merveilles, tandis que ceux
qu'ils désignent nommément pour l'avoir pratiquée, n'en disent rien ? Cependant la section accidentelle des tendons n'est pas chose
rare ; mais, ce qui est assez commun, c'est de
voir des tendons bien réunis sans l'interven-
tion de la suture, et, cependant, l'action du
membre à laquelle les tendons commandent,
rester abolie, ou à peu près. La cicatrice de
la plaie, des tégumens, étant conjointe avec
celle de la gaine du tendon, et du tendon
même, donne la solution de la diminution
ou de la perte entière de cette action.

B . . . . . . , fusilier à la 15.ᵉ demi-brigade
d'infanterie de ligne, second bataillon, première compagnie, reçut un coup de sabre
sur la surface extérieure du poignet de la

main droite : les tendons de l'extenseur commun coupés totalement, les extrémités en furent réunies avec beaucoup de soins et de précision. Ayant pour la gaine de ces tendons des égards particuliers, la plaie des tégumens fut réunie et maintenue très-exactement par le bandage et la situation. Après seize jours, durant lesquels on humectoit légèrement l'appareil avec l'eau froide, je jugeai la cicatrice assez solide pour permettre à la main une situation moins gênante, et de légers mouvemens. Mais elle se rompit, superficiellement à l'extérieur, çà et là. Cette espèce de désunion ou de déchirement demanda de nouveaux soins. Alors les quatre premiers doigts étoient encore entièrement inactifs, quoique la cicatrice de l'extrémité des tendons ne présentât rien de sensible extérieurement.

Considérant cette inaction comme l'effet de ces triples cicatrices, confondues en une, et de la permanente situation à laquelle la main avoit été soumise, je fis répéter de légers mouvemens aux doigts avec la précaution de plonger deux fois par jour, à différentes reprises, la main dans l'eau fraîche. Ces

moyens satisfirent si utilement à ces deux
objets, qu'au bout de quinze jours, B . . . .
commença à les mouvoir sensiblement à volonté, et qu'aujourd'hui il y a lieu d'espérer
que successivement il en recouvrera le mouvement en entier.

Mais ce qui ne peut échapper à personne, c'est le silence de ces chirurgiens sur
les accidens inséparables de cette suture : tous
affectent de n'en pas parler ; cependant il n'y
a pas de doute que ce ne soient ces accidens
qui aient fait substituer sagement à cette
méthode des moyens de réunion plus simples
et, pour le moins, aussi salutaires. Et d'où
peuvent-ils avoir tiré ces moyens, si ce n'est
de la disposition de l'appareil, et de la situation raisonnée de la partie ?

Les rapports avantageux sur l'utilité qu'on
a pu retirer de cette opération de rigueur, sont
si stricts qu'on a peine à croire qu'elle ait
jamais pu trouver des partisans ; cependant
elle en a eu. Garangeot, un des plus célèbres
dans l'histoire de la chirurgie moderne, l'a
décrite avec complaisance, non pas, au reste,
d'une manière à y inspirer grande confiance.

11

Il faut être juste ; car les précautions qu'il
recommande soigneusement de prendre par
rapport aux extrémités des tendons, dans l'actif
du procédé opératoire, ne sont rien moins que
convaincantes des succès heureux qu'il en fait
espérer. Ne répugne-t-il pas de lui entendre
dire, lui qui n'a pas plus cousu de tendons
que Paré et Heister n'ont cousu de ligamens,
que, pour pratiquer salutairement cette suture,
il faut faire passer une des extrémités du tendon coupé sur l'autre ? Cette proposition
a-t-elle jamais été sanctionnée ? Ce chevau-
chement des extrémités du tendon, duquel il
fait le point capital de sa méthode, peut-il
laisser le moindre doute avantageux de son
succès ? et, dans l'intention de donner une sorte
de faveur à cette ridicule singularité, il s'étaye
de l'autorité de Lavauguyon, de Verduc et
de Charière, dont la doctrine eût plutôt dû
trouver dans Garangeot un sévère censeur
qu'un complaisant apologiste.

Que penser encore de l'oubli général qu'ont
fait de la gaîne des tendons, dans cette suture,
ceux qui ont parlé le plus à son avantage ?
Aucun a-t-il témoigné le moindre intérêt

pour cette enveloppe ? Il n'en est non plus
question que si elle n'avoit qu'un rapport fort
éloigné avec eux ; qu'il fût par conséquent
fort indifférent de la comprendre, ou non,
dans sa suture ; comme s'il étoit possible que
cette gaîne, à laquelle on attribue beaucoup
de sensibilité, non sans motif, pût être pas-
sive au milieu des accidens qui surviennent
dans les changemens qu'elle éprouve durant
la maladie ; comme si encore, cette gaîne
ne devoit pas, conjointement avec le tendon, concourir à la solidité de la cicatrice
et à la guérison parfaite. On sait cependant
qu'il n'y a qu'une seule et même opinion
sur la réalité de cette sensibilité croissante :
et les divers phénomènes qui suivent la lésion
des tendons, en expliquent assez la cause et
le pourquoi. Ce qui ajoute à l'inconséquence
de Garangeot, et à celle des chirurgiens
d'après qui il a probablement décrit cette
opération, c'est qu'il borne la suture aux extrémités du tendon seulement, ne réfléchissant
pas, qu'ainsi placée à ces deux extrémités,
la gaîne doit être un obstacle insurmontable
à la réunion, et à la sienne même, toutes les

fois que, par un instrument tranchant, elle est divisée avec lui. Mais, bien différente du tendon, elle peut conserver son intégrité, quoiqu'il fût rompu par une forte extension, ou par l'effet d'un coup fortement appliqué, au moyen d'un corps contondant, tel qu'un bâton, etc.

On pourroit dire, à cet égard, qu'on a porté l'imperfection de l'art si loin qu'on est allé jusqu'à conseiller, dans la circonstance d'une plaie trop étroite, d'inciser et de disséquer le tendon de part et d'autre, de le mettre même totalement à nu, afin de pouvoir en saisir les extrémités, et permettre le jeu de l'aiguille qui doit les enfiler et les tenir en respect. On a plus fait encore; on a prétendu que, dans le cas où un tendon seroit rompu sans lésion extérieure, il falloit se hâter de le découvrir par une incision assez prolongée pour le suturer en particulier. D'autres ont rejeté cette incision comme superflue, disant qu'il étoit préférable de percer les tendons à travers les tégumens, avec une aiguille courbe, et d'arrêter la ligature par un nœud fait sur la peau. N'est-ce pas là le comble de l'extravagance? Eh bien! on le croira difficilement, sans doute : mais il n'en est pas moins vrai que deux chirurgiens de réputation ont fait un précepte de ce ridicule procédé ; et que Garangeot y a déféré, sans se mettre en peine de savoir s'il étoit praticable, et, à supposer qu'il le fût, quel en seroit le résultat. Il est de fait que cette proposition a paru si étrange à ceux qui l'ont avancée, qu'ils ont eu soin de rassurer leurs lecteurs. Ils sont convenus de bonne foi, avec Garangeot, que jamais pareil moyen n'avoit été employé. Un semblable aveu est bien digne de notre reconnoissance.

Si l'on suit l'histoire du temps, on y lit qu'on étoit aussi peu d'accord alors sur la forme des aiguilles propres à la suture des tendons, qu'on l'étoit sur sa prétendue nécessité et sur la manière de l'exécuter. Garangeot, que nous nous plairons toujours à citer, n'en admet qu'une, d'aiguille, et veut qu'elle soit courbe (c'est celle de Purmann). Nuck en propose deux, et les prend dans les aiguilles ordinaires les plus minces. Mais Heister présente deux modes d'opérer, et, par là , il décide la question sur le choix ou des droites ou des courbes. Dans le premier, il ne veut qu'une aiguille ordinaire , droite , petite, arrondie dans son corps, et aplatie vers la pointe. Dans le second, il conseille une petite aiguille courbe, de laquelle il dit qu'on peut se servir aussi commodément que de la droite ; puis , par sur-abondance, il en fait intervenir une troisième, de forme triangulaire, recourbée près de sa pointe, et tranchante dans sa convexité ; de façon qu'on ne sait pas à laquelle il donne distinctement la préférence. Cependant, selon lui , ces deux sortes d'aiguilles , la droite et la courbe , ont chacune une destination particulière. L'une est affectée à la suture des tendons de la main , et l'autre à celle des tendons du pied. Que penseront de cette distinction ceux même qui n'ont de l'art de guérir que des connoissances ordinaires? Mais, pour juger de la versatilité d'Heister, dans ses principes comme dans ses opinions, il faut le voir et le suivre dans le détail du procédé opératoire de Cowper, relativement à la suture du tendon d'Achille.

Il s'agit d'un homme qui , à l'âge de trente

ans , eut ce tendon entièrement coupé à trois travers de doigt au-dessus du calcaneum. Cowper en fit la suture avec deux aiguilles droites, enfilées du même ruban. Heister, qui donne le récit de cette observation, adopte encore et ces deux aiguilles et le procédé de l'opérateur. Ne voilà donc pas moins de quatre manières bien distinctes de coudre les tendons, qui lui conviennent également. Il faut avouer qu'on seroit fort en peine de se décider sur la moins mauvaise d'entre elles, puisque l'une et l'autre sont vicieuses, et diamétralement opposées à l'intérêt qu'on se propose de prendre à la nature dans la réunion de ces parties. Il y auroit vraisemblablement plus de mérite à prouver, s'il en étoit besoin, que l'on peut se passer de ces sutures, que de perdre du temps à faire connoître les causes de leur réprobation.

S'il y a quelques faits épars qui puissent leur être favorables, combien n'ont-ils pas été chérement achetés par les accidens auxquels ils ont donné occasion? Ce sont ces accidens, dont les premiers successeurs d'Hippocrate furent témoins, qui leur ont fait unanimement rejeter ce moyen; et Gallien est un de ceux qui se sont le plus fortement opposés à son usage. Quoique Paré n'ignorât pas la répugnance que ces médecins de l'antiquité avoient pour elle, on ne sait trop ici comment le concilier avec lui-même, lui qui d'abord la proscrit, et qui ensuite se sait mauvais gré de ne l'avoir pas fait servir dans la section du tendon d'Achille. Il est dans la ferme persuasion que c'est pour n'avoir pas suturé ce tendon coupé par un coup d'épée, que la plaie fut long-temps à se fermer, et qu'elle se rouvrit dès que le malade voulut s'essayer à la marche. Mais l'aiguille, en réunissant les deux extrémités de ce tendon, en auroit-elle fait plus que le bandage, la situation et le repos, que cette suture n'exclut pas? Si, comme dans l'opération, ses extrémités eussent été exactement affrontées et solidement maintenues par ces moyens, le succès, pour en être plus sûr, n'auroit pas été traversé par les accidens inséparables de cette suture. Arceus en a l'opinion la plus défavorable en pareil cas, et l'envisage comme une source féconde des accidens les plus fâcheux. Il est vrai que sa répugnance pour cette manière de réunir les divisions sanglantes, est générale; ce qu'on lui conteste. Marchettis est dans le même principe, mais pour les tendons seulement. Tel étoit aussi celui de Genga, de Peccetins, etc., praticiens habiles de temps-là.

De nombreux événemens attestent, jour par jour, la section ou la rupture des tendons. Ils sont même si communs qu'il n'est pas de chirurgien qui ne puisse en citer. On ne lit nulle part, cependant, du moins depuis très - long - temps, qu'on ait été tenté de les coudre pour en favoriser la réunion. Il n'est pas douteux que l'exemple du procédé de Petit, qui, le premier, a imaginé le bandage à pantoufle pour remédier à la rupture du tendon d'Achille, n'ait beaucoup contribué à convaincre les chirurgiens de l'inutilité de cette suture, que déjà ils avoient cessé de considérer comme indispensable.

Quelle que soit la cause de la division des parties molles ou dures, l'art ne consiste que dans la connoissance des moyens de les mettre et de les maintenir en contact, pendant un temps suffisant pour obtenir leur réunion, et pour l'affermir; et que ce temps varie en raison de la nature des parties divisées. Jamais l'espérance du chirurgien n'a été déçue à cet égard, quand il a pris les précautions connues pour remplir l'engagement qu'il a contracté avec la nature, lorsqu'il croit avoir acquis les talens nécessaires pour la servir utilement.

Tout ce qu'on pourroit dire à l'avantage de ces précautions seroit superflu. Les livres élémentaires suffisent à tout ce qu'on peut désirer dans ces circonstances.

Mon intention n'a été, dans cette section, que de combattre la suture des tendons, comme inutile, ridicule, et vexatoire pour l'humanité; et par conséquent comme enne-mie de l'art de guérir. Je souhaiterois bien l'avoir fait de manière à ne laisser subsister désormais aucune équivoque à ce sujet.

SECTION HUITIÈME.
De l'abus des sutures dans les plaies de l'estomac.

Les ressources de l'imagination entrepre-nante de quelques praticiens éclairés, à dessein d'éviter la suture dans certaines plaies de diverses régions du bas-ventre, étant épuisées, et devennes nulles par là-même, on s'est vu forcé de reconnoître la nécessité indispensable de ce moyen de réunion, et l'on n'a pu s'empêcher d'y avoir recours dans la circonstance ; c'est ce que nous a suffisamment démontré le paragraphe précédent.

Mais toutes les plaies du bas-ventre, où l'usage d'autrefois a fait adopter la suture, nécessitent-elles réellement cette mesure de rigueur? c'est ce que l'on se propose d'examiner dans un instant.

Les plaies faites à l'estomac, par un instrument piquant et tranchant, sont les premières à subir cet examen. La structure anatomique de ce viscère, son extrême sensibilité, et les fonctions essentielles qu'il remplit, paroissent exiger des considérations particulières dans l'emploi de ce moyen. A n'avoir égard seulement qu'à la nature de sa construction élémentaire, on voit déjà que cette opération ne peut s'accorder avec elle, non précisément comme infructueuse, mais comme devant être la source de plusieurs accidens.

L'observation et l'expérience disent, d'ailleurs, que jamais la cohésion des tissus membraneux n'a lieu conjointement ; qu'elle ne s'opère que par le concours des parties voisines, près desquelles on a soin de mettre leur division en rapport. On ne peut donc pas se dissimuler que la suture des lèvres d'une plaie faite à l'estomac, dans l'intention de les réunir mutuellement, est au moins inutile, pour ne pas dire plus.

Ce n'est pas tout ; il est question de savoir si son exquise délicatesse, en matière de sensibilité, permettroit qu'on l'irritât et le piquât impunément par des points d'aiguilles qui traîneroient après elles des liens de fil, dont le chemin à parcourir, pour satisfaire à l'intention réunissante, ne feroit, au contraire, qu'ajouter à l'irritation primitive ; propager la douleur, et la rendre constante par leur présence.

Il s'agit de savoir encore comment ce viscère, après une blessure par laquelle les alimens s'échappent hors de sa capacité, lorsqu'il est ouvert accidentellement dans un état de plénitude, peut, étant contracté et resserré sur lui-même, permettre au chirurgien de diaposer à son gré des lèvres de la plaie pour les suturer. Ces questions, et beaucoup d'autres encore, qu'on auroit à se faire ici, sont superflues. Cartera, ancien chirurgien-major au régiment d'Enghien, va, par l'observation suivante, calmer nos sollicitudes, lever toutes nos incertitudes, et nous enhardir de façon à ne point hésiter désormais à pratiquer la suture, même celle à surjet, toutes les fois que l'estomac sera ouvert dans une certaine étendue par un instrument tranchant, quand bien ce viscère seroit rempli étant blessé; ce qui n'est pas sans grande considération pour l'étendue de la plaie, comparée à l'instrument qui l'a faite.

Je dois transcrire littéralement cette intéressante et curieuse observation, extrêmement rare d'ailleurs, et précieuse par le jour qu'elle jette sur l'exercice de l'art. Je la relève telle qu'elle est rapportée dans le mémoire d'Hévin sur les corps étrangers arrêtés dans l'œsophage, inséré dans ceux de l'académie de chirurgie; attendu que si je n'en donnois qu'un extrait, il seroit possible que je laissasse subsister quelques doutes sur la véracité du fait, ou que l'on m'accusât peut-être de l'avoir tronquée ou travestie. La voici :

„ Un paysan, qui sortoit de table, reçut
„ un coup de couteau qui lui fit une plaie
„ à la partie supérieure et moyenne de la
„ région épigastrique, deux pouces au-des-
„ sous du cartilage xiphoïde. L'instrument
„ avoit coupé la ligne blanche obliquement,
„ et avoit ouvert l'estomac dans sa partie
„ supérieure : les alimens que le blessé avoit
„ pris sortirent aussitôt par la plaie. La gran-
„ deur de celle des tégumens permit à
„ Cartera de tirer l'estomac au dehors pour
„ y faire la suture du pelletier, de manière
„ qu'apparemment il sut éviter les inconvé-
„ niens de cette suture. Après avoir fait ren-
„ trer ce viscère dans le bas-ventre, il prati-
„ qua la gastroraphie à la plaie des tégumens,
„ et appliqua un bandage convenable. Ce
„ blessé se tint couché sur le ventre pour
„ permettre l'issue des liquides qui pouvoient
„ s'épancher. „

Je passe sous silence le régime, les boissons, les lavemens et les fomentations requises
en cas pareil. Il est plus intéressant d'apprendre

que le lendemain la plaie des tégumens étoit
presque entièrement réunie. Mais ce qui doit
étonner davantage, comme le remarque
Hévin, c'est que le malade n'eut, pendant la
brièveté de cette cure, ni fièvre, ni aucun
autre accident ; quoiqu'il n'observât point la
diète qui lui avoit été prescrite, et que, malgré cela, le quatrième jour de sa blessure, il
sortît pour retourner à son travail.

Plus on rapproche les détails de cette observation, et plus on réfléchit sur la nature des
parties intéressées qui en font l'objet ; moins
on est tenté d'y ajouter foi. Ce récit, qui
paroît plus fabuleux qu'historique, semble
repousser la confiance. Il n'y est point fait
mention, d'abord, de la grandeur primitive de
la plaie de ce viscère ; laquelle, faite par un
couteau, ne pouvoit être, dans son essence
première, que de l'étendue d'un travers et
demi de doigt ; mais qui bientôt, par son rétrécissement subit après l'évacuation des alimens, ne devoit avoir alors qu'un travers
de doigt au plus : par conséquent, celle
des tégumens ne pouvoit pas excéder, en
longueur, celle de la largeur de la lame de

l'instrument, largeur qui peut équivaloir à trois centimètres.

On ne conçoit guère, d'après cela, comment il a pu venir dans l'idée au chirurgien Cartera, de tirer l'estomac au dehors, à travers l'étroitesse de la plaie extérieure, pour le suturer, et surtout à points par dessus; il a nécessairement fallu, de sa part, des tâtonnemens et des recherches préliminaires, pour trouver ou rencontrer la plaie de cet organe, plaie qui ne devoit plus avoir la même position qu'à l'instant de la blessure, l'estomac étant évacué immédiatement après. Et comment encore, l'estomac étant remis en place, a-t-il pu se décider à la gastroraphie de la plaie des tégumens, laquelle, nous l'avons dit, ne pouvoit outre-passer en longueur la largeur de la lame d'un couteau ordinaire?

Y a-t-il eu, et y aura-t-il jamais, de pareils exemples de l'abus des sutures? L'étonnement ne doit-il pas redoubler quand on entend dire ensuite, comme chose de fait, que le lendemain la plaie des tégumens étoit presque réunie; tandis qu'elle étoit encore bien loin d'arriver au terme où l'inflammation, qui avoit tant de droits sur elle, à plus d'un égard, eût seulement permis de se mettre en mesure pour en user? Enfin, on se tait sur l'époque à laquelle on a supprimé ces sutures de différentes sortes, et on termine cette incomparable observation en disant que celui qui en fait le sujet sortit le quatrième jour de sa blessure, pour retourner à son travail. Ici, je m'arrête, et je le dois.

Je n'ai placé ici cette observation que par respect pour sa singularité, et par considération pour l'abus de la suture. De ce que j'ai l'air d'en contester la vérité, il n'est pas dit que je la révoque absolument en doute. Les mânes du rédacteur de ce mémoire m'imposent une vénération profonde. Hévin fut mon professeur, et, à ce titre seul, je lui suis redevable d'une éternelle et respectueuse reconnoissance; mais cela ne m'empêche point de lui opposer des faits contraires. Quand il s'agit de la vie des hommes, on ne peut pas être trop sévère dans le choix des moyens de parvenir à la leur conserver.

L'observation suivante, consignée dans le même mémoire immédiatement aprés celle-

ci, n'est pas moins intéressante quant à la plaie
faite à ce viscère ; mais, bien différemment du
chirurgien-major d'Enghien, l'opérateur n'a
pas cru devoir la coudre. Il est question d'un
paysan prussien qui, éprouvant quelques douleurs d'estomac, s'enfonça fort avant dans le
gosier un manche de couteau pour s'exciter à vomir. Ce couteau, qu'il ne tenoit que
par le bout de la lame, lui échappa des doigts
et glissa dans l'œsophage, où il resta pendant
quelque temps, non sans grande inquiétude
pour le malade ; mais il lui vint dans l'idée
de boire beaucoup de bière pour le faire
descendre dans l'estomac, et il y réussit.

Après avoir consulté tous les médecins et
chirurgiens de Königsberg, qui furent unanimement d'avis de faire une incision à l'estomac
pour retirer le corps étranger, il s'y décida.
On le prépara à cette opération, et Daniel
Schwaben, chirurgien lithotomiste, fut désigné
pour l'exécuter. Il y avoit alors un mois environ que l'accident étoit arrivé.

Le malade solidement fixé sur une planche,
on traça avec de l'encre l'endroit que devoit
occuper l'incision. L'ouverture des parties

contenantes étant faite, on s'attendoit que
l'estomac alloit se présenter. Mais point du
tout, il étoit trop affaissé ; ce qui n'auroit
pas eu lieu si on avoit eu l'attention de faire
boire beaucoup le malade avant l'opération.
Cependant le chirurgien parvint à l'accrocher
avec une aiguille courbe, le tira vers lui, et
le couteau s'approcha. La pointe se fit voir à
travers les membranes de l'estomac ; le chirurgien ouvrit ce viscere, et retira sur-le-champ
ce couteau, qui avoit près de trois décimètres
de longueur.

Les témoins de cette opération disent
qu'aussitôt son extraction les bords de la plaie
de l'estomac se rapprochèrent exactement ;
que néanmoins on chercha à réunir celle des
tégumens avec cinq chevilles ou agrafes,
espèce de suture dont on auroit bien pu se
dispenser, en traitant cette plaie extérieure
comme celle de ce viscère ; que le régime et
les remèdes indiqués dans la circonstance pré-
vinrent tous les accidens, et qu'enfin le malade fut parfaitement guéri en peu de temps.

Parmi les observations que Loubet a con-
signées à la fin de son traité des plaies d'armes

à feu, on en lit de très-intéressantes sur les plaies faites par armes blanches. Il donne, entre autres, l'histoire d'un officier blessé à l'estomac d'un coup d'épée, immédiatement après son repas, et à qui, loin de condre la plaie de ce viscère, il prescrivit un émétique sur-le-champ.

J'ai parlé, dans le premier volume de ma clinique sur les plaies récentes, d'un carabinier qui, dans l'ivresse, reçut, à la région epigastrique, un coup de la pointe d'un sabre. L'estomac étoit largement ouvert; les alimens prirent cette voie pour sortir, et ce viscère étoit presque totalement évacué lorsqu'on l'apporta à l'hôpital. On ne contestera pas sans doute que la lame d'un sabre ne soit plus large que celle d'un couteau portatif; cependant, quelqu'étendue que l'on suppose à cette blessure, elle n'a point été suturée, non plus que celle des tégumens. Néanmoins ce blessé, tout valétudinaire qu'il étoit alors, fut guéri, dans un temps très-court, par des moyens fort ordinaires dont la nature partage la vertu efficace avec l'art.

Ces exemples ne sont pas la millième partie

de ceux qui prouvent que l'on a su s'abstenir
de la suture en cas pareils. On en trouvera à
souhait dans les recueils manuscrits des chirurgiens militaires surtout ; et, au défaut de
ces recueils, il est peu de chirurgiens qui
n'aient de semblables faits à rappeler à leur
mémoire.

Section neuvième.

De la suture des intestins.

La capacité intérieure de l'abdomen et une
grande partie de sa circonférence, étant occu-
pées par l'épiploon, les intestins et le mésentère, il est assez ordinaire que les deux
premiers soient compris dans les blessures
pénétrantes de cette capacité, par suite de
coups d'épée, de sabre, ou de baïonnettes.
Mais rarement l'épiploon, lésé par la pointe de
ces instrumens, peut-il inspirer des craintes.
Dans la circonstance, cependant, où il sor-
tiroit immédiatement ou consécutivement par
la plaie, qu'il soit flétri ou non par le contact de l'air, ou trop chaud, ou trop froid,
ou par une compression momentanée de la
part des lèvres de la plaie extérieure, il est

essentiel de donner à celle-ci l'étendue nécessaire pour replacer commodément cette portion de l'épiploon dans le lieu d'où elle
s'est échappée. On nuiroit beaucoup en vou-
lant la froisser et la triturer entre les doigts
pour y parvenir.

Il avoit été d'abord proposé, en pareil cas,
de la réciser avec le ciseau, au moindre signal
de flétrissure, comme un moyen sûr et incapable de nuire à la guérison. Mais on a sagement observé que la division récente des
vaisseaux sanguins qui parcourent cette membrane, ne pouvoit être refoulée ainsi dans
la cavité abdominale sans donner occasion
à divers accidens par le sang qu'ils y épan-
cheroient.

Ces accidens fondés sur des raisons plau-
sibles, la première idée qui s'est offerte, dans
l'intention de les prévenir, a été de faire la
ligature de la partie de l'épiploon qui avoit
souffert, afin de s'opposer à ce que le sang ne
tombât dans le bas-ventre. Mais on n'avoit pas
encore conçu que, de cette ligature, il devoit
en résulter des accidens non moins graves
et tout aussi dangereux que ceux de cet épan-

chement. Cette ligature laissoit d'ailleurs deux
sujets de crainte ; celui de l'étranglement de
l'épiploon, et celui de la chute de la portion
tirée, qui devoit inévitablement aussi avoir lieu
dans le bas-ventre, et avec elle le pus qui
seroit découlé de sa plaie.

Enfin, après avoir comparé ces deux pro-
cédés et en avoir calculé les résultats, on est
convenu qu'ils étoient également fautifs. L'observation a montré distinctement que les accidens qu'on attribuoit à la plaie de cette
texture graisseuse, naissoient positivement de
la compression qu'elle avoit à souffrir lorsqu'elle étoit engagée dans la plaie extérieure.
Cette assertion ne pouvoit être suspecte, puisque, dès qu'elle étoit dégagée et mise en
pleine liberté, toute espèce d'accidens cessoit.

Cela n'a point empêché que, quelque sages
et raisonnables que soient les motifs qui pros-
crivoient cette ligature, elle n'ait eu des fau-
teurs Platner, Delamotte, etc., en ont vanté
le mérite. Le premier vouloit qu'on liât l'é-
piploon à la suite des plaies qui l'auroient
intéressé, et que sitôt après on le remît dans
le bas-ventre. Le second cite, en faveur de

cette ligature, un cas où elle ne lui a pas
été défavorable.

,, Un homme, c'est Lamotte qui parle, ayant
reçu un coup d'une épée fort large, un peu
au-dessous du cartilage des fausses côtes du
côté gauche, le jéjunum et l'épiploon sortirent
par la plaie : l'intestin n'étant point lésé, je
le réduisis sur-le-champ. ,, Mais, sans exposer
l'état dans lequel étoit l'épiploon, Lamotte dit
qu'il en fit la ligature, et en retrancha la portion excédante, avant que de le replacer :
puis il finit en disant que le malade fut guéri
en peu de temps, cette ligature s'étant détachée, le cinquième jour, et ayant entraîné avec
elle la portion d'épiploon qu'elle comprenoit.

Si quelques faits isolés pouvoient prouver
en faveur de ce procédé, combien, en revanche, n'en est-il pas qui le contrarient!
Petit, Sorbier, Paget, Verdier, en rapportent
plusieurs qui les combattroient puissamment.

Pouteau, fils, en cite un où il est dit que
dans l'opération d'un entéro-épiplocèle, qu'il
a fait à un homme âgé de 35 ans, il réduisit
l'intestin sans difficulté, ce qui auroit dû lui
faciliter la rentrée de la portion d'épiploon,

puisque sa résistance ne paroissoit dépendre que de son volume. Mais ses tentatives étant inutiles, il se décida à en faire la ligature d'une portion, qu'il retrancha ensuite comme inutile.

Après cette opération le vomissement s'arrêta, et le malade fut à la selle. Mais bientôt les premiers accidens furent remplacés par d'autres non moins fâcheux, et, malgré tous les remèdes les plus convenables, le malade mourut au bout de trente-six heures. L'ouverture du cadavre fit voir une suppuration gangréneuse dans toute la substance de l'épiploon, qui avoit contracté des adhérences avec les intestins et le péritoine.

Pouteau paroît si convaincu que la ligature de cette membrane graisseuse est la cause de ces nouveaux accidens, qu'il a protesté n'en plus faire désormais, et toujours préférer, après la dilatation de l'anneau, de laisser, au-delà, la portion de l'épiploon, fût-elle mortifiée, aimant mieux attendre que la nature en ait fait la séparation.

Cet exemple, appliqué aux plaies du bas-ventre, apprend que, dans celles où l'épiploon est sorti, la première attention du chirurgien doit être de leur donner d'abord une étendue suffisante pour le réduire, flétri ou non, après l'avoir bassiné avec du vin chaud ; que dans aucun cas on ne doit en faire la ligature, ni le couper ; d'éviter aussi qu'il soit trop long-temps comprimé, puisqu'il en résulteroit les mêmes accidens que ceux produits par la ligature, et que, s'ils n'étoient pas aussi extrêmes, cette membrane, en s'adhérant avec le péritoine, rendroit pour toujours la vie insupportable au malade. La saine chirurgie dit, à ce sujet, que, si plusieurs vaisseaux principaux de cette membrane sont ouverts par l'instrument, il faut en faire la ligature partiellement, et assujettir au dehors, dans un ordre de distinction, les fils qui y auront servi.

Il n'en est pas de la blessure des intestins comme de celle de l'épiploon ; ils ne peuvent être intéressés sans donner presqu'immédiatement occasion à des accidens sur la nature desquels il est impossible de se méprendre. Ils sont d'autant plus exposés à être percés qu'ils sont remplis, parce que, indépendamment qu'ils présentent alors plus de surface et plus d'épaisseur, ils opposent encore plus de solidité à la pointe de l'instrument : cette solidité suppose nécessairement une certaine résistance, qui arrête cette pointe, la fixe, et en facilite par conséquent l'introduction dans son tube. Vides au contraire, l'intervalle qu'ils laissent entre eux semble décider la pointe de ces instrumens à s'y engager, quand même elle auroit été dirigée fortuitement sur le centre de leur surface ; parce qu'alors, glissant sur leurs parois humides et onctueuses, leur flaccidité la dévie, en lui en disputant l'entrée.

Le raisonnement avait déjà dévancé l'expérience dans les plaies de l'estomac et des intestins, faites lorsqu'ils sont remplis ; car elles sont bien différentes entre elles. L'intestin ouvert, la plaie conserve son étendue et ses proportions, quoiqu'il ait évacué les matières qui le distendoient. Au contraire, la vacuité de l'estomac opérée par l'ouverture de la plaie ou autrement, ce viscère se contracte, se resserre, diminue de capacité sur-le-champ, et la plaie se rétrécit. Ici, les substances alimentaires sont rejetées hors du corps, et là, les matières excrémentitielles, déjà préparées, tombent infailliblement dans la capacité du bas-ventre, surtout lorsque la blessure est aux intestins grêles. Ce rétrécissement subit de capacité de la part de l'estomac, paroît dépendre essentiellement de la structure particulière de cet organe, dont le ressort des fibres musculeuses, en plus grand nombre, plus vigoureuses et plus énergiques, sont encore disposées de manière à le vouloir. Cette structure étant bien différente de celle des parois intestinales, dont les fibres constituantes ne sont que longitudinales et circulaires, le même effet ne peut avoir lieu. Aussi de la réaction naturelle de l'estomac, il suit que les plaies dont il est affecté se cicatrisent assez promptement, sans causer les mêmes inquiétudes, à beaucoup près, que celles faites aux intestins : il n'est pas douteux que la proximité de ce viscère avec les parois du bas-ventre, n'y contribue beaucoup.

Ces seules considérations suffisent pour faire répéter par le raisonnement et par l'expérience, que dans les plaies accidentelles des intestins grêles le malade est sans ressource. L'épanchement des matières solides ou liquides, qui s'en échappent, porte avec elles un germe de

corruption bien prononcé ; il décide et pro-
voque la gangrène dans la plupart des viscères abdominaux ; et le malade périt irrémissiblement.

Mais on peut prévenir cet événement, lorsque la plaie est à portée du secours de la
main ; en approchant et en maintenant la
portion lésée de l'intestin sur les bords inté-
rieurs de la plaie externe avec lesquels sa
cohérence s'effectue, ou en faisant quelques
points de suture à celle de l'intestin, si son
étendue l'exige.

Le chirurgien instruit n'assimile point les
plaies des petits intestins à celles des gros ; il
y voit une très-grande différence. Il en est
redevable à l'anatomie, qui lui dit que, la
position naturelle de ceux-ci étant constante,
ils peuvent être ouverts sans que le malade
ait à courir les mêmes dangers que ceux que
l'on redoute dans les plaies des intestins
grêles : et cela est vrai. En effet, que les gros
intestins soient vides ou remplis, ils ne s'écar-
tent jamais du point de situation que la nature
leur a assigné. Le seul changement qu'ils
éprouvent, lorsqu'ils sont pleins, est que leur

surface occupe plus d'étendue ; mais toujours
néanmoins ils restent fixés aux différentes
parties de la circonférence du bas-ventre,
qu'on sait devoir leur répondre directement.
Alors les matières dont ils sont chargés s'é-
vacuent au dehors, par l'issue que leur donne
la plaie.

On n'a point non plus à craindre, par
cette situation, que leur rétrécissement s'oppose au cours des matières excrémentitielles,
la capacité de leur diamètre, ainsi que leur
adhérence avec le péritoine, ne pouvant assujettir ces matières à un séjour assez long
pour que le malade ait à en souffrir, sans
qu'on puisse bientôt y porter remède.

Ces observations pathologiques conduisent
naturellement à des réflexions pratiques, dont
le résultat consiste à faire, des moyens cura-
tifs propres à la nature de la plaie, une
application toute opposée. Les boissons vul-
néraires, dont un usage étendu seroit sans
inconvénient dans les plaies des gros intestins, doivent être très-réservées et prises en
très-petite quantité, à la fois, dans celles de
l'estomac et des intestins grêles. Cette atten-

tion seroit-elle bien échappée à Cartera, qui,
en pareille circonstance, d'après le dire d'Hévin, les a placées au nombre de ses remèdes
généraux? Mais en revanche les lavemens
émolliens, qui conviennent si bien dans les
cas de blessures des petits intestins, seroient
infailliblement contraires dans ceux où les
gros sont ouverts.

La cohésion des intestins avec le péritoine
n'étant plus un problème, deux principaux
objets doivent fixer l'attention du chirurgien
dans le cours de cette réunion ; le premier
consiste à fermer la plaie de l'intestin, et le
second à la maintenir intimement rapprochée
du péritoine : on satisfait à tous les deux en
même temps. Mais les opinions varient assez
sur le mode de la fermer. Certains chirurgiens veulent que, cette plaie étant étroite ou
large, on en réunisse les lèvres par la suture du
pelletier ; les autres préfèrent celle à points
passés, ou à longs points. La sagacité de la
plus grande partie des gens de l'art a vu,
dans celle-ci, un avantage que celle-là ne
sauroit lui contester. Non-seulement elle se
pratique beaucoup plus facilement, et dans

un espace de temps moindre, mais encore elle n'en a pas les inconvéniens.

Cette suture consiste, les lèvres de la plaie étant affrontées, et assujetties entre le pouce et l'index de la main gauche, placés à quelques millimètres au-dessous de ses bords, à passer successivement l'aiguille de haut en bas et de bas en haut, à des distances proportionnées; et à la conduire ainsi jusqu'à ce qu'on soit parvenu à très-peu d'éloignement de l'extrémité opposée, à celle enfin où la suture a commencé. C'est cette même manière de coudre que les tailleurs appellent faufiler. Le fil à employer doit être deux fois au moins aussi long que l'étendue de la plaie, afin d'en conserver de part et d'autre un prolongement suffisant, qui, arrêté et fixé au dehors sur la peau, par des emplâtres agglutinatifs, tienne la plaie de l'intestin dans un rapport exact avec la partie où l'on désire qu'elle soit stable.

Les motifs qui ont mérité de la part de quelques-uns la préférence à cette suture sur celle du pelletier, sont plus que spécieux, puisqu'ils sont entièrement conformes à la

raison, d'après l'aveu formel de la nature.
La plaie de l'intestin, dans la dernière de ces
sutures, est molestée et crispée sous les lèvres
de la plaie, surtout lorsque les points sont
trop rapprochés et trop multipliés ; tandis que,
dans la suture à points passés, elle ne l'est
jamais, et ne peut jamais l'être. Au surplus,
il est visiblement démontré que dans celle du
pelletier, les surjets du fil, appuyés sur les
bords de la division, doivent les fatiguer ; et
que, pour en espérer une prompte et solide
réunion, il faut absolument que la plaie de
l'intestin soit immédiatement appliquée aux
lèvres internes de la plaie extérieure. Il n'est
pas douteux alors que le contact habituel de
ces points à surjet doit entretenir la douleur,
l'exciter même, et retarder ainsi la réunion
de ces deux parties, en quelque sorte étrangères.

A cet inconvénient, pour lequel on n'a
souvent point assez d'égard, on peut ajouter
celui qui naît de la forme particulière de cette
suture, faite en spirale, lorsqu'il s'agit de la
supprimer : ni la plus grande circonspection,
ni les soins les plus attentifs, qu'exige cette

13

manœuvre, ne peuvent pas toujours prévenir certaines secousses, dont l'effet se porte sur la plaie, et qui font craindre en même temps la rupture de ses adhérences. Cet accident n'est point du tout à mépriser, et les suites l'ont prouvé de reste.

La soustraction de la suture en faufil, n'est pas sujette à cet inconvénient. Après avoir légèrement ébranlé le fil, au temps marqué, qui est du douzième au quinzième jour, pour le faire sans risques, on ose, en assujetissant d'une main une de ses extrémités, obéir à l'autre qui le déplace et l'entraîne sans pour ainsi dire que le malade ait à s'en douter, tant ce fil se dégage aisément, n'ayant nulle résistance à éprouver, puisqu'il est placé en ligne droite. On peut aussi, lorsqu'on emploie le fil double, en réunir deux de couleurs variées ; et, lorsqu'il est question de soustraire la suture, on saisit, en particulier, de l'une et l'autre main, l'extrémité de chacun de ces fils, et on les retire en sens inverse : de cette manière on prévient l'accident qui fait le sujet de la crainte.

Les aiguilles les plus propres à la suture

des intestins, quel que soit le procédé que
l'on adopte, sont sans contredit les aiguilles
domestiques. Elles doivent être d'une médiocre
grosseur, leur extrémité un peu arrondie, la
pointe courte et un peu mousse. Une pointe
trop prolongée et trop aiguë entameroit les
fibrilles des parois intestinales, et les déchire-
roit au lieu de les écarter. La longueur de cet
instrument doit varier selon l'étendue de la
plaie dans la suture en faufil; mais les plus
courtes sont plus commodes pour la suture
du pelletier.

Anciennement on se servoit de fil de soie
pour ces sortes de suture. Méger, Antilus,
Oribaze, le désignent expressément comme
le plus propre à cette opération: mais Celse,
Galien, Avicenne et Albucasis, lui préfèrent le
fil de lin; et ils motivent leur choix. C'étoit
aussi l'opinion d'André de la Croix, car il
observe à cet égard que la soie coupe et
déchire; ce qu'elle ne peut faire sans exciter
de la douleur. Les conditions qu'il impose
à ce fil, sont d'être doux, égal, et c'est celui
de Caïete, en Italie, auquel il avoit le plus de
confiance. Mais, quoiqu'il soit indifférent,

selon lui, de l'employer simple ou double ,
il semble cependant désirer que le ruban
soit composé de deux brins, ce qui vaut
mieux , *quod optimum.* Quoiqu'André de la
Croix ne dise pas si ce fil doit être rond ou
plat, on conçoit assez qu'il préfère le dernier,
par la confiance qu'il donne au double fil. Il
paroît même qu'il ne le demande ainsi que
parce qu'il craint qu'il ne pourrisse et ne tombe
avant la réunion opérée : mais l'expérience a
convaincu qu'un fil de lin, rond , égal et ciré,
résiste à l'impression de l'humidité aussi long-
temps qu'il est besoin pour attendre une
réunion solide.

Multiplier les points de suture dans cette
occasion , ce seroit vouloir fatiguer la plaie en
pure perte. Vouloir aussi tendre le fil , sous
prétexte qu'il est relâché , ce seroit courir les
risques de déplacer l'intestin, et cet accident
ne seroit pas un des moindres. La réunion
une fois commencée , il faut être très-discret
dans les recherches à faire pour s'en assurer.

Trop de précipitation dans le procédé est
préjudiciable : il n'y a pas de mérite à le
presser ; il y en a beaucoup, au contraire ,

à faire passer l'aiguille avec une sorte de lenteur. J'ai vu, en 1779, un chirurgien d'armée faire la suture du pelletier sur un soldat
du régiment de Paris. Il cousit la plaie si précipitamment qu'une des lèvres étant glissée
entre ses doigts, deux points, d'entre six qu'il
fit, n'en comprirent qu'une. J'ai perdu de vue
ce blessé, et j'ignore s'il a été guéri.

Sur la fin de 1778, époque de la guerre
d'Amérique, on débarqua à Gravelines un
soldat anglais qui avoit reçu un coup de sabre
dans la capacité de la région hypogastrique.
L'iléon étoit ouvert de plus d'un travers de
doigt. J'en fis la suture avec un seul fil, par
le procédé différent. Je bassinai légèrement
ensuite l'intestin avec du vin tiède ; et, l'appareil contenant la plaie extérieure en réunion,
le blessé fut situé convenablement. Je prévins,
autant qu'il fut en moi, les accidens par l'usage
des moyens ordinaires. Il étoit au neuvième
jour de sa blessure, lorsque les circonstances
m'appelèrent ailleurs. Il n'avoit eu jusqu'a-
lors qu'un léger mouvement de fièvre ; mais
je n'ai pu en savoir les résultats ultérieurs.

Dans les plaies des intestins pour cause de

gangrène, à la suite des hernies, ou accidentellement dans le cours de l'opération qu'elles
exigent, la suture n'est pas toujours admissible à beaucoup près. Il est beaucoup plus
prudent de se contenter de conduire un fil,
au moyen de l'aiguille droite ou courbe,
derrière la portion de l'intestin ouvert, en la
faisant passer dans le mésentère ; de rapprocher ensuite cette plaie de l'anneau, ou de
l'ouverture artificielle, et de réunir et d'assujettir les extrémités de ce fil par l'emplâtre
agglutinatif. Ces cas, qui ne sont pas extrêmement rares, ont donné lieu à d'heureux
succès, que les praticiens n'ont pas laissé
ignorer.

Louis, attaché, dans sa jeunesse, en qualité d'élève en chirurgie, à l'hôpital de Metz,
nous a transmis une observation bien intéressante, relativement aux plaies des intestins
blessés et affectés de gangrène ; on y voit
que, dans certains cas, elles peuvent se cica-
triser sans le secours de la suture ou de l'anse
de fil pour les fixer.

Il fut chargé de donner ses soins à un soldat
blessé, dans un combat singulier, d'un coup

d'épée, qui lui avoit percé le bas-ventre de
part en part. La crainte d'être arrêté et puni
suivant la rigueur des ordonnances, empêcha ce soldat de se faire transporter d'abord
à l'hôpital. Il n'y fut apporté que le septième
jour, et jusques-là il n'avoit reçu aucun
secours. Les deux plaies étoient alors gangré-
nées. Louis les scarifia assez profondément
dans leur circonférence ; les lava avec de
l'esprit de thérébenthine tiéde, et les couvrit
d'un plumasseau chargé de digestifs antisep-
tiques. Les pansemens et les soins subséquens
cicatrisèrent entièrement ces deux ouvertures,
en moins de deux mois. Mais ce malade étant
sorti de l'hôpital par considération pour le
très-prochain départ de son régiment, son
billet de sortie étant d'ailleurs annoncé pour
le lendemain, il mangea indiscrètement dans
la ville plusieurs poires cuites, et revint le
soir à l'hôpital, tourmenté d'une colique violente, suivie de vomissemens ; accidens qui
résistèrent à tous les secours, et auxquels il
succomba trente-six heures après.

Lorsque le cylindre de l'intestin est totalement coupé, ce n'est plus le même genre de

suture qui convient; l'art en a fait imaginer
d'une autre espèce, qui, entre les mains des
praticiens habiles, ont eu des succès bien
appréciables. Si elles n'ont pas réuni la sanc-
tion de tous, elles n'ont pas moins été utiles
dans plusieurs circonstances semblables.

Guy de Chauliac, Lanfranc, Yamerius,
André de la Croix, et après eux une quantité d'écrivains célèbres, nous ont transmis
des faits qui prouvent jusqu'à quel point de
perfection cette partie de l'art a été portée.
De leur temps on faisoit servir, dans cette
occasion, une canule de sureau, qu'on intro-
duisoit dans le tube intestinal, et sur laquelle
on affrontoit les lèvres de la division, avec
l'attention de les tenir toutefois rapprochées
du péritoine, par un seul point de suture
fait avec l'aiguille droite. Leurs successeurs
ont cru voir ensuite plus d'avantage dans
une portion de trachée de quelque animal,
qu'ils n'appliquoient qu'après l'avoir laissé
assez long-temps dans du vin chaud pour le
ramollir, et lui donner la flexibilité nécessaire
à l'accomplissement de leurs projets.

Leur intention, dans l'usage de ce moyen,

remplissoit deux indications bien essentielles :
celle, d'abord, de maintenir en ligne droite
la portion de l'intestin blessé, crainte qu'autrement la progression des matières excrémentitielles ne fût retardée par l'angle qu'il auroit
formé sans ce secours ; et en même temps
celle d'en faciliter le passage, les cerceaux
de ces trachées artères, sur lesquels les parois
brisées de cet intestin étoient adossées, ne
leur permettant pas de s'y opposer. Mais toujours, pour assurer l'emploi de cet intermédiaire, il étoit prescrit de faire un point de
suture au moyen de l'aiguille ordinaire, dans
lequel on devoit comprendre le corps étranger avec l'intestin.

Quelqu'ingénieux, cependant, et quelque
simple que soit ce procédé, on l'a soupçonné
de résultats défavorables. Le détachement de
cette trachée a fait naître une foule d'inquiétudes. On a pensé qu'en se déplaçant
elle devoit entraîner les anses des ligatures,
ce qui ne pouvoit se faire sans déchirer la
portion d'intestin à laquelle ce lien adhéroit.
Aussi ce procédé de réunion n'a-t-il point
été du goût de Fabrice d'Aquapendente ;

tant s'en faut. Ce n'est pas cependant qu'il comprenne ces motifs dans ceux qu'il donne à son exclusion ; un autre, de nature différente, le lui fait rejeter comme préjudiciable et même comme funeste à la vie du malade ; c'est la pourriture des débris de la trachée-artère. « *His quippè putrefactis, æger inter-ficitur : ideoque pessimum hoc concilium fugiendum.* » On trouvera, sans doute, cette crainte de la part d'Aquapendente beaucoup trop exagérée ; attendu qu'il ne devoit pas ignorer que ceux qui employoient ces trachées-artères, avoient soin de les dessécher auparavant, puis de les laisser macérer dans le vin chaud, pour les assouplir. Eh ! quel inconvénient y auroit-il eu, pour lui sauver cette crainte, de les faire cuire à demi, avant que de les interposer ?

Étoit-ce pour éviter le prétendu inconvénient de la pourriture de cette trachée, que le chirurgien du duc de Brunswick ne jugea pas à propos d'en faire usage dans une circonstance où tout autre que lui n'auroit peut-être pas hésité de s'en servir ? L'histoire rapporte que ce chirurgien, Rambdor, après avoir amputé la longueur de cinq décimètres environ du canal intestinal, et une portion du mésentère gangréné à la suite d'une hernie étranglée, imagina d'invaginer la portion supérieure de l'intestin dans l'inférieur, et les maintint ainsi, l'une et l'autre, près de l'anneau, par un point d'aiguille, sans dire de laquelle il se servit. Mais ce qui est digne de remarque, c'est que dès-lors les excrémens ne fatiguèrent plus la plaie, et qu'ils prirent leur cours ordinaire par l'anus. Il n'est pas surprenant qu'après d'aussi heureuses dispositions la personne ait été guérie en très-peu de temps.

Cette observation, dont l'authenticité est généralement connue, Miëbius, Heister, Haller et Louis, l'ayant publiée avec éloge, détruit cette prétendue nécessité indispensable d'insinuer dans le canal intestinal un tube étranger quelconque, à dessein d'empêcher l'affaissement des parois totalement coupées de l'intestin; de le maintenir là, dans une rectitude qui favorise l'acheminement des matières fécales, et d'éviter le rétrécissement de

sa capacité, à l'endroit où sa division a dû former des adhérences.

Opposera-t-on ici les faits de pratique de
plusieurs chirurgiens célèbres, qui, dans un
langage parfaitement conforme aux lois de la
nature, disent que ce rétrécissement est inévitable si l'on ne prend ces raisonnables précautions ? Leur contestera-t-on ce que leurs
yeux ont vu, après l'ouverture des cadavres
des personnes qui avoient essuyé des blessures graves, et qui, quelque temps après
leur guérison, sont mortes à la suite des
symptômes non équivoques d'un étranglement intestinal ? Non. Mais on leur exposera
fidèlement le récit de l'ouverture du cadavre
du sujet qui fait l'observation de Rambdor,
et il les convaincra peut-être. Il y liront
que la personne dont il s'agit a vécu, depuis
l'opération, pendant un an dans une parfaite
santé, terme après lequel elle mourut d'une
pleurésie ; qu'alors l'ouverture de son corps ne
présenta aux yeux des examinateurs que l'intestin coupé, parfaitement réuni, formant
un canal très-bien disposé, adhérent au péritoine, à l'endroit de l'anneau. La seule chose

qu'on ait à regretter dans le rapport de l'ouverture du cadavre, est que l'on n'ait pas porté les recherches sur la portion supérieure de l'intestin invaginé, pour nous instruire de son sort; car on ignore si elle étoit ou flottante ou adhérente. Cet examen n'auroit cependant pas été sans utilité pour l'affermissement des progrès de l'art.

Comme tant d'autres, j'admire ce fait intéressant; j'ai cru devoir le rapporter ici, afin de le faire connoître à ceux des étudians en chirurgie qui n'ont pas la facilité de se procurer les ouvrages précieux des grands maîtres, dont plusieurs l'ont jugé digne d'être cité comme une merveille de l'art et de la nature.

SECTION DIXIÈME.

De la ligature des artères dans les plaies récentes et dans l'opération de l'anévrisme.

L'ouverture des artères superficielles ou profondes, dont l'hémorragie ne peut être efficacement arrêtée par les moyens ordinaires, n'en reconnoît d'autre que la ligature :

la nécessité la rend même indispensable. Telles
sont, dans l'exercice de l'art, les plaies compliquées de perte de sang, desquelles on ne
peut espérer la guérison qu'après s'en être
préalablement rendu maître ; et celles qui
résultent des différentes opérations de chirurgie.

Il seroit fort à désirer qu'on puisse toujours lier, et qu'on liât effectivement les artères
ouvertes, dans tous les cas où une compression méthodique seroit insuffisante pour
arrêter la perte de sang : mais une confiance
déplacée y fait quelquefois surseoir. Le cupide
charlatanisme a tant imaginé de prétendus
topiques anti-hémorragiques, qu'on se croit
obligé de les employer de préférence, quoique l'événement n'en soit pas constamment
heureux, à beaucoup près. L'enthousiasme,
toujours aveugle, en a loué si haut les vertus,
que celui-là passeroit pour ignorant, ou pour
indifférent sur le choix des moyens sûrs de
triompher de l'hémorragie, qui refuseroit de
les reconnoître et d'en faire usage. C'est au
point que la crédulité a toujours prévalu sur
l'expérience qu'en ont faite les gens de l'art.

Aussi cette crédulité les a-t-elle adoptés sans examen et sans réflexion. Elle les a ensuite accrédités sur la bonne foi des prétendans aux découvertes, quoique jamais ces topiques n'aient rempli qu'à demi les intentions de celui qui les a employés. Combien de fois les pertes de sang ne se sont-elles pas renouvelées sous les yeux du chirurgien, qui a cru bonnement à leur efficacité spécifique ? Parmi les remèdes les plus vantés on compte l'agaric de chêne préparé, et la poudre de Fuller. On en a chanté tour à tour les merveilles à l'envi. Il suffisoit de voir cependant, pour éviter l'erreur, que ces topiques ne pouvoient être salutaires que relativement, car leur application n'est jamais d'aucun avantage si elle n'est aidée d'une compression régulière et durable. Aussi cela a-t-il toujours été le vœu des prôneurs intéressés à ses succés. La spécificité de ces remèdes étoit alors confondue avec les propriétés de cette compression, qui devoit sans impartialité en partager le mérite. Il est incontestable que le même résultat satisfaisant a lieu chaque jour, lorsqu'avec cette précaution on emploie une charpie douce, sèche et bien soignée. Tout topique qui a la propriété d'absorber la portion séreuse du *cruor*, produit le même effet dès qu'il reste constamment et solidement appliqué sur la plaie du vaisseau. Aussi, quelle que soit l'utilité que la chirurgie puisse s'en promettre, ne s'en contente-t-elle jamais : quand même l'expérience ne lui auroit pas appris qu'il est des circonstances où ces topiques sont nuls, l'observation de tous les momens ne le lui répète-t-elle pas sans cesse ?

En admettant comme vérité irréfragable, que la ligature est le souverain remède contre les hémorragies artérielles, il est question encore de savoir si cette ligature est admissible dans tous les cas ? et, certes, il n'y a pas de doute qu'elle ne le soit ; car, l'artère étant profondément cachée par les chairs, de façon que l'aiguille ne puisse ni la saisir ni l'embrasser, il est de précepte alors de donner à la plaie l'étendue nécessaire pour la découvrir et faire la ligature des vaisseaux artériels. Mais si l'exécution de ce précepte est impraticable, parce que les maux qui résulteroient du délabrement fait par les incisions, compromettroient

la vie du malade ; ou que , parvenu à lier
cette artére , le membre qu'elle nourrissoit
menaçât de gangrène ; il n'est d'autre ressource,
dans cette double perplexité, que celle qu'offre
l'amputation.

Mais la régle sommaire en pratique ne
consiste pas moins exclusivement à arrêter
d'abord l'hémorragie par la ligature, attendu
que l'effusion continuelle du sang, quoique
partielle, affoibliroit le malade à l'excès, et
rendroit l'opération infructueuse. Ces ligatures, d'ailleurs, ont été pratiquées quelquefois avec succès, en cas pareil, même contre
l'attente des chirurgiens. Certaines variétés
de la nature dans la situation de quelques
branches artérielles en communication avec
les principaux troncs, ont fait, de ce moyen
indispensable et incertain, une opération salutaire. Desault m'en a cité un exemple dont
l'événement fut heureux, et auquel il ne
s'attendoit pas. Il s'agissoit d'un homme à qui
un coup de la pointe d'un sabre avoit ouvert
l'artére crurale, à trois travers de doigts du pli
de la cuisse. Desault en fit la ligature avec
intention d'amputer cette extrémité, dès que

la chaleur en seroit totalement éteinte ; mais, comme elle ne fit que diminuer, et que le membre en conservoit toujours assez pour le persuader que la vie n'y étoit pas éteinte, quoiqu'il ne pût reconnoître distinctement les pulsations de l'artère poplitée, il temporisa. A peine la plaie commençoit-elle à suppurer que la chaleur se rétablit insensiblement, de manière qu'au douzième jour elle étoit au degré naturel. La plaie se cicatrisa, et l'homme guérit.

C'est ici le moment de demander si, de même qu'il est prescrit aujourd'hui après l'amputation des membres, on doit toujours séparer scrupuleusement le nerf de l'artère qui l'accompagne, ou celle-ci du nerf, afin de ne pas le compromettre dans la ligature, par la crainte qu'il ne devienne l'occasion des maux terribles dont on nous effraie, un peu gratuitement à la vérité. S'il est dit qu'en liant un nerf dans son cours, il doit en résulter convulsion, perte de mouvement et de sentiment dans la partie, ces accidens ne sont guère à redouter dans le cas où il seroit lié à son extrémité tronquée. L'ex-

périence de quelques siècles a appris à ne pas
se défier de cette ligature. L'histoire en fournit quelques exemples; ils sont bien rares.
J'atteste au surplus que, dans la grande quantité d'amputations dont j'ai été témoin, ou
que j'ai faites, et après lesquelles on a lié le
nerf avec l'artère, jamais il n'est résulté le
moindre accident.

Si je n'avois déjà combattu ailleurs l'ancien
préjugé contre le mode de ligature d'autrefois, auquel il s'en faut bien que Paré ait
donné sa confiance, mode qui consistoit à
isoler l'artère, après l'amputation d'un membre, pour la lier en particulier, ce seroit
bien le cas d'en parler ici.

S'il m'étoit possible d'interroger les praticiens qui, avant l'époque du rajeunissement
de cette antique méthode, ont fait la ligature
en embrassant avec l'artère le nerf confondu
dans la moindre portion de chairs qui l'en-
toure, je suis garant qu'il n'y en auroit aucun
qui se croiroit autorisé à se plaindre directement des prétendus accidens qu'on lui a
beaucoup trop légèrement attribués.

Mais il n'en seroit pas ainsi, sans doute,

du retour de l'hémorragie après la ligature immédiate de l'artére. Il est probable que j'entendrai répéter ce dont, depuis long-temps déjà, l'observation m'a rendu témoin Trois fois, enfin, dans le cours de l'année dernière, ces sortes de ligatures, quoique faites avec autant de méthode que d'attention, ont lâché prise, et le sang a coulé assez abondamment, avant que l'on ait pu parvenir à lui opposer de nouvelles barrières d'un genre différent. Je pourrois invoquer les témoignages de mes collégues, si l'on croyoit avoir quelques raisons de suspecter ma bonne foi. La vérité exige même que je consigne dans le récit de ces fâcheux événemens, qu'un d'entre ces opérés, chez qui l'hémorragie se renouvela à différentes reprises après l'amputation du bras gauche, a succombé à la foiblesse et à l'appauvrissement des sucs auxquels l'avoient réduit ces évacuations réitérées, que rien n'auroit pu arrêter qu'une seconde amputation, si l'état du malade l'eût permis.

De pareils exemples étant bien faits pour réveiller l'attention, je n'ai point hésité de réclamer en faveur de la ligature de l'ensemble.

Presque toujours je l'ai pratiquée et conseillée , et toujours elle a été faite avec autant d'assurance que de succès : jamais cependant ces mutilés , je me plais à le répéter , n'ont éprouvé aucun accident qui puisse la faire soupçonner d'en être la cause.

Il est deux circonstances , si je ne me trompe , dans le cours ordinaire de ces plaies , où cette hémorragie peut avoir lieu, après la ligature immédiate. Celle de la tuméfaction inflammatoire, et celle de leur suppuration préparante. Dans le premier cas , le boursoufflement des chairs embrasse et serre étroitement l'extrémité de l'artère ; d'où il suit que , le nœud du lien qui la comprime étant retenu, tandis que l'artère se retire sur elle - même , il est forcé alors de céder à l'impulsion du sang , plus vive et plus puissante durant l'orgasme , et la ligature échappe. Dans le second , la diminution de l'action organique étant nécessairement suivie du relâchement général des vaisseaux , de toute espèce et de tous calibres , qui viennent se dégorger sur la surface de la plaie , la ligature abreuvée , déjà ébranlée par la première secousse qu'elle a essuyée, se relâche toujours plus, se détache et fuit, avant que l'extrémité du tube artériel soit solidement resserrée.

Que ce relâchement ou ce déplacement ait lieu par des causes différentes, n'importe, il ne s'agit pas moins d'y suppléer ; et ce n'est pas toujours chose facile, quoi qu'en disent les raisonneurs en chirurgie, qui proposent, *ex cathedra*, une foule de moyens tout aussi peu applicables et salutaires les uns que les autres. Les stiptiques, les caustiques et le feu actuel, peuvent-ils toujours être employés avec espoir de succès ? Pour que cela fût, il faudroit porter directement les uns ou les autres sur la bouche même de l'artère : mais déjà elle s'est retirée à une telle profondeur dans les chairs, qu'il est très-difficile de s'en assurer positivement. Et quand même on parviendroit à faire une application immédiate de ces topiques incendiaires, la chute de l'escarre, qui suit cette application, n'exposeroit-elle pas le malade au retour de la perte de sang ? Le moyen le moins équivoque à placer dans cette affligeante circonstance, c'est l'injection d'eau de Rabel, adoucie d'eau commune, avec la précaution d'élever, sur le lieu même d'où sort le sang, un cône renversé de charpie douce, que l'on fait soutenir, indépendamment de l'appareil, par la compression de la main, l'élève ayant l'attention de la plonger par intervalle dans l'eau la plus froide : encore ce moyen a-t-il été plus d'une fois infructueux.

Mais, cette digression à part, le problème ne se trouve pas totalement résolu, relativement à la ligature des artères ouvertes dans la profondeur des plaies. N'opposons pas la difficulté, quelquefois insurmontable, de remplir cette obligation. Bornons-nous seulement à répéter que l'impossibilité d'user de cette précaution a fait le plus souvent lier le nerf avec l'artère ; et que jamais cependant l'observation n'a montré autre chose qu'un engourdissement passager, une sensibilité émoussée dans la partie, au-dessous de la ligature, que sa chute, non tardive, a successivement rendue à son état de nature ; le cours du fluide, qui, dit-on, porte cette sensibilité, s'étant rétabli.

Enfin, la nécessité absolue de lier les artères ouvertes ne pouvant être contestée, lorsque les autres moyens proposés pour s'opposer à l'hémorragie sont malfaisans et nuls, l'aiguille propre à cette opération se présente d'elle-même ; c'est l'aiguille courbe destinée à pénétrer les chairs dans la suture des plaies sanglantes, à la différence près qu'ici la pointe ne doit pas être aussi aiguë, quoique tranchante sur les côtés. Ceci est de pure précaution, car, quand même cette pointe seroit très-piquante, l'artère malade ayant en quelque sorte changé la disposition des parties voisines, on trouve le moyen de faire passer cette aiguille sans nul inconvénient. Il est reconnu que, l'interstice celluleux des muscles, dans lequel ces artéres sont confondues, n'opposant pas grande résistance, on le traverse aisément, sans crainte d'offenser ces vaisseaux, dont la structure bien différente avertiroit, s'il étoit possible, la main de celui qui la conduit.

Les dimensions de l'aiguille et ses proportions, comparées avec le volume de l'artére, et la profondeur à laquelle elle est située, sont des objets de convention qui ne peuvent manquer d'être sensibles à l'opérateur.

Au moyen de la structure particulière de cet instrument, on a la facilité de l'introduire, de l'engager, et de le saisir à son retour, sans courir les risques de se blesser dans l'opération, ni d'exposer le malade à des piqûres douloureuses, qui pourroient le forcer à des mouvemens contraires à la tranquillité qu'elle exige de lui pour la faire avec avantage.

Dans l'opération de l'anévrisme, vrai ou faux, dont le succès dépend en grande partie du concours des ligatures placées à propos, l'aiguille doit être la même. Il n'entre pas dans mon projet de discourir sur ces maladies, et d'en faire connoître les nuances; mon intention se borne seulement à rechercher parmi tant d'aiguilles proposées pour cette opération celle qui doit la faciliter; et difficilement se présente-t-elle dans les écrits de ceux qui nous ont précédés. Bell parle du singulier procédé de Lambert, dans sa méthode opératoire de l'anévrisme; mais il ne dit mot de l'aiguille qu'il y faisoit servir : ce n'est pas que Bell croie à son efficacité. Cette méthode consiste à réunir, au moyen de la suture entortillée, les lèvres des parois exté-

rieures du sac anévrismal, après l'avoir emporté
par l'instrument, avec intention de conserver
au sang la liberté entière de son cours dans
le tube artériel, et d'épargner, au malade
ainsi qu'au chirurgien, l'attente du succès
de l'opération, relativement à la progression
de ce fluide dans les artères qui sont soumises
à ce tronc.

L'insuffisance de ce procédé, pénible dans
son exécution, répugne à Bell. Il conçoit que
la disposition de l'artère dans son état de dilatation ne permet pas d'en espérer avec fondement. Il dit avec raison que, l'artère étant
dilatée dans le cercle de sa capacité, il est
généralement reconnu que la partie postérieure de la tumeur n'en est pas exempte à
beaucoup près ; d'où il conclut que la réunion
des bords de ce sac sanguin est incapable de
remédier au mal, ni même d'en fixer les
progrès.

La seconde réflexion n'oppose pas la même
résistance au prétendu succès de cette opération, dont Lambert, au rapport de Bell,
ne cite qu'un exemple ; aussi attend-il des
preuves confirmatives du succès de cette

méthode, avant que de se décider à l'adopter. Il craint cependant que le resserrement
subit de l'artère, occasioné par cette suture,
ne soit un nouvel obstacle à la transition de
ce fluide dans les artères d'un moindre cali-
bre, et ne détermine par conséquent une
dilatation secondaire des tuniques artérielles
au-dessus de l'endroit qu'il présume rétréci
par cette ligature.

On lit tout ce que l'on peut désirer de plus
instructif sur les différentes espéces d'anévrisme, et sur les diverses méthodes opéra-
toires qui leur conviennent, dans un mémoire
très-chirurgical, publié tout récemment par
le citoyen Caillot, professeur aux écoles de
médecine à Strasbourg. Le manuel de l'opération qui leur convient y est parfaitement
détaillé. Un des plus célébres chirurgiens de
nos jours, que des témoignages rares d'un
affectueux attachement à l'art de guérir lui
rendront toujours cher, Foubert, s'étoit aussi
très-savamment expliqué sur les précautions à
prendre pour rendre cette opération plus efficace. Mais le citoyen Caillot a fait plus ; il en
a simplifié le procédé, que Foubert avoit beau-

coup trop chargé. La crainte d'intéresser l'artère
et le nerf qui l'accompagne, en portant les ligatures, avoit fait imaginer autrefois des aiguilles
d'une forme et d'une structure particulières,
que le citoyen Caillot n'a pas cru devoir
adopter, préférant dans le manuel l'aiguille
courbe, corrigée, à toutes les autres.

Parmi celles dont la durée du temps a toujours respecté la forme, toute vicieuse qu'elle
étoit, l'aiguille à anévrisme de Petit avoit la
préférence ; mais elle n'est pas seulement
embarassante par sa longueur, elle a encore
l'inconvénient de porter une palette en forme
de cœur, qui lui sert de manche. Ce qu'il y
a peut-être de moins inconvenable, c'est sa
pointe un peu arrondie. Sa courbure partielle imite à peu près celle des cathéters, avec
lesquels on lui trouve beaucoup de ressemblance. A un décimètre environ de son extrémité antérieure, la branche de cette aiguille
est percée d'un trou en losange, dans lequel
on introduiroit au besoin une ficelle d'une
grosseur plus que médiocre.

Cette demi-courbure, et ce trou ouvert à un
si grand éloignement de sa pointe, sont deux

vices radicaux qui déposent contre l'utilité dont on a pu croire cet instrument suscepti- ble, dans le genre d'opération pour laquelle on l'emploie spécialement. Enfin la défectuo- sité totale de sa construction, l'appareil inutile qu'il impose, la conformité qu'il présente avec l'extrémité postérieure de l'aiguille courbe, ont fait imaginer qu'il étoit possible de le suppléer en portant celle-ci à contre-sens. Cette idée n'a pas été sans avantage, dans quelques circonstances; l'histoire nous apprend que certains praticiens l'ont fait servir utilement.

L'aiguille de Petit est néanmoins bien supérieure à celle qu'Heister a fait graver dans sa 8.ᵉ planche, et qu'il attribue tantôt à Paul d'Egine, tantôt à Avicenne. Elle est d'une structure toute particulière. Sa forme est par- faitement courbe, à la vérité, mais très-mas- sive. Aussi sa pointe ou extrémité est-elle plutôt ronde que mousse, et percée, d'un tra- vers de doigt et plus, d'un chas allongé. Son extrémité postérieure, ou sa tête, est terminée par un bouton applati très-saillant, qui ser- voit probablement de point d'appui au pouce de la main droite de l'opérateur.

Dans l'intime conviction que, pour s'assurer contre l'hémorragie, à la suite de cette opération, il falloit indispensablement placer au moins deux ligatures, une d'abord à l'extrémité supérieure de l'artère coupée, puis une autre au-dessous de la tumeur anévrismale; Goulard s'est occupé de la recherche d'une aiguille qui puisse satisfaire à ces deux intentions tout à la fois. Celle qu'il a proposée est longue de six travers de doigts et plus, large de douze millimètres, recourbée à ses deux extrémités d'une *S*, figurée comme les scalpels à double tranchant, terminée, comme eux, par une pointe à grain d'orge, et percée, à un travers de doigt de cette pointe, de deux trous à raînures qui partagent le centre de la lame. D'après cette description, son usage doit paroître très-compliqué.

On en trouve encore une autre, de la même forme à peu près; mais elle est percée de trois trous exigus correspondans, sur les parties latérales de son tranchant mousse, à la distance de vingt millimètres de sa pointe, terminée en grain d'orge. Cette aiguille ne se trouve guère aujourd'hui que chez les couteliers ; elle n'est décrite nulle part par les auteurs des traités d'opérations anciens et modernes, et on ne sait trop à qui l'attribuer. Il est difficile d'imaginer comment elle peut servir à lier l'artère dans l'opération dont il s'agit, puisque les trois brins de fil seroient presque réunis en un seul, placé en sens contraire à celui qu'il conviendroit qu'il fût pour faire cette ligature.

Macgill, chirurgien d'Edimbourg, a proposé aussi, en 1743, une aiguille à anévrisme, qu'il dit plus commode que celle dont on se sert ordinairement. Cette aiguille est ronde, courbée en forme d'algalie, beaucoup plus longue que celles qu'on emploie à la réunion des plaies, et percée d'un œil à l'extrémité de sa pointe, qu'il reproche au graveur d'avoir représentée obtuse, tandis qu'il auroit désiré qu'elle fût aiguë, afin, dit Macgill, qu'elle perçât plus facilement les membranes épaisses, ce qu'on ne peut faire sans efforts lorsque sa pointe est mousse.

A la tête de cette aiguille on adapte un manche de bois, pour donner plus de fermeté à l'instrument et plus de facilité à l'opérateur dans l'exécution de la manœuvre.

Mais, malgré la supériorité qu'il lui donne, elle paroît moins propre qu'il n'imagine à remplir commodément l'objet. Sa rotondité, et celle de son chas, imprime à la ligature qu'elle porte, une forme arrondie, tandis qu'elle doit la conserver plate ; ce qui n'est du tout point sans intérêt. Sa longueur et sa courbure imparfaite sont des défectuosités sensibles, qui doivent diminuer le mérite qu'il y attache.

La pointe aiguë qu'il demande à cette aiguille, et qu'il préfère à l'obtuse, n'est pas non plus sans inconvénient, par les motifs que nous avons fait sentir ailleurs. Cette pointe, au reste, ne doit jamais être tellement mousse qu'elle ne puisse s'ouvrir assez facilement un passage à travers les membranes contre lesquelles on la presse avec une médiocre force. Dans les aiguilles plates, les bords tranchans, voisins de la pointe, étant bien affilés, ne contribuent pas peu à favoriser son entrée et sa progression, sans nulle crainte d'intéresser l'artère, qui, dans aucun cas, ne peut l'être que par la pointe qui les devance, lorsqu'elle est trop aiguë. Enfin, démontrer l'inconvénient de ces instrumens dans l'ensemble de leur construction, en faire pressentir les inconvéniens dans la généralité des cas où il est indiqué de s'en servir; ce n'est point encore assez : il faut les examiner dans leurs détails, en les assimilant aux variations que le procédé opératoire des divers anévrismes rend nécessaires, pour juger plus sainement de leur plus ou moins d'utilité. La pointe de ces deux aiguilles est un peu trop mousse pour la faire servir dans ces différentes occasions, car l'application des astringens, et la compression exacte et soutenue qu'on emploie d'ordinaire assez longuement contre les anévrismes naissans, endurcissent nécessairement les parois de l'artère dilatée; dès-lors on doit s'attendre à rencontrer dans le cours de l'opération des adhérences du sac anévrismal avec les parties subjacentes. Ces adhérences résisteront infailliblement à la pointe obtuse de ces aiguilles, et, faute par elles de pouvoir les pénétrer, le chirurgien s'est trouvé quelquefois arrêté dans l'opération. Ce fait est constant. Le moyen d'éviter cet inconvénient seroit donc d'avoir à sa disposition des aiguilles courbes, pointues et tranchantes, appareillées et prêtes à leur être substituées sur-le-champ. Mais cette alternative, quoique commandée par les circonstances, en seroit-elle moins désagréable pour l'opérateur que préjudiciable pour l'opéré ?

Le prétexte qui a fait rejeter cette aiguille, est encore celui qui a fait craindre de compromettre les nerfs dans la ligature de l'artère, et pour cause : des praticiens, formés par l'observation et par l'expérience, soutiennent que rien n'est moins fondé que ce prétexte. Ils assurent, pour l'avoir bien vu, que, par une suite de la dilatation contre nature de l'artère, le nerf qui l'accompagne s'en éloigne à mesure que le tube artériel augmente de capacité. Les dissections des tumeurs anévrismales confirment cette vérité. Ce nerf paroît même former un angle assez spacieux pour permettre à l'opérateur de passer l'aiguille sans inquiétude. Ainsi celles de Petit et de Gonlard, construites d'après cette crainte imaginaire, sont pour le moins inutiles, si elles ne sont que cela, dans l'opération de l'anévrisme, quelque part que cette tumeur soit placée.

SECTION ONZIÈME.

De la ligature de l'artère intercostale.

La nécessité de surmonter efficacement l'hémorragie causée par l'ouverture de l'artère intercostale, a fortement occupé les praticiens habiles des siècles derniers. Les uns ont proposé, et tout à la fois tenté, des moyens dont l'effet infidèle avoit l'inconvénient de nuire directement et indirectement aux organes de la respiration.

Quand on se rappelle la situation de cette artère, on conçoit que céla ne peut guère être autrement. En effet, elle est telle, la situation de l'artère, qu'étant enfoncée dans une sinuosité creusée sur le bord inférieur, interne, de la côte; sa locoposition étant constante, ou variée; elle ne peut être assujettie qu'en portant dans la poitrine un corps étranger, qui la comprime du dedans au dehors : mais il est impossible alors que sa présence ne préjudicie au poumon, et primitivement et consécutivement, pour peu qu'il y séjourne ; car cet organe, soit que la poitrine s'élève, soit qu'elle s'abaisse, doit en remplir exactement la cavité.

Quoique la blessure de cette artère soit rare, elle n'est pas pour cela à l'abri des coups portés par les instrumens piquans et tranchans dirigés contre la poitrine. Le bord inférieur de la côte qui la couvre dans une partie de son trajet seulement, peut être facilement entamé par l'instrument, pour peu que sa pointe soit appuyée avec force.

La pression du doigt, soutenue, sur la plaie de l'artère, a d'abord été le premier moyen conseillé. Mais, indépendamment de la difficulté d'y satisfaire, il avoit ses inconvéniens ; exception faite des doutes raisonnables qu'il laissoit sur son succès. Les tampons de linge, ceux de charpie, introduits entre les côtes, etc., avoient aussi leurs inconvéniens ; ainsi que l'agaric préparé, auquel on a accordé, un peu trop précipitamment, une confiance générale contre l'hémorragie, confiance qu'il ne mérite, ainsi que tant d'autres astringens, qu'autant qu'il est fermement contenu par

une compression méthodique, sagement dirigée.

Le jeton d'ivoire percé, dans son centre,
de deux trous, avec le secours desquels on le
retenoit appliqué intérieurement par une
anse de fil double ciré, qui embrassoit l'intervalle de ces deux ouvertures, et dont les
extrémités, de ce fil, réunies, étoient assurées
extérieurement par l'emplâtre agglutinatif, les
plaques d'acier, celles de fer blanc, etc.,
imaginées dans les mêmes vues, et appli-
quées de la sorte avec l'interposition de l'agaric et de la charpie, n'ont eu ensemble que
des succès éphémères dans cette circonstance.
Considérant que la présence de ces corps
étrangers dans la poitrine fatiguoient, inquié-
toient vivement le poumon déjà affecté, on a
cru voir dans la ligature une ressource assurée contre cet accident, et exempte de tous les
inconvéniens qu'on étoit autorisé à reprocher
aux autres. Lafaye pourroit bien être le premier qui ait donné cette idée, car on ne trouve
nulle part avant lui la forme de l'aiguille
destinée à cette opération. Ni Garangeot, ni
Petit, ni Heister, n'en disent mot. Lafaye,

dans ses commentaires sur Dionis, en présente même trois au lieu d'une, et ces trois ont chacune une forme différente. Deux d'entre elles sont fort longues, très-massives et légèrement recourbées; la troisième, beaucoup moins grosse, imite parfaitement les aiguilles courbes d'autrefois. Sa pointe annonce plus de résistance, mais, contrairement aux deux autres, le chas de cette aiguille est placé à son extrémité postérieure, et disposé à l'ordinaire.

La cinquante-cinquième table des instrumens gravés dans l'arsenal de chirurgie de Brambilla, déploie plus de richesses. On y en voit cinq, de ces aiguilles, parmi lesquelles paroissent les trois que nous représente la quatrième planche du commentateur de Dionis; et entre les deux autres on reconnoît celle de Goulard.

Des aiguilles marquées n.° 7 et 9, l'une est ouverte par deux fentes; l'autre, percée de deux trous à son extrémité antérieure, est terminée en feuille de myrthe, et, à en juger par la gravure, elle doit être d'une longueur prodigieuse. Les trois premières, que l'on croit appartenir à Lafaye, ne portent qu'une seule fente ; mais l'insuffisance de leur courbure, et particulièrement des deux plus grandes d'entr'elles , les rend impropres à l'usage auquel on les destine. L'aiguille sous le n.° 5 mérite cependant quelques attentions par sa parfaite conformité avec celle de Lafaye. Elle a, comme elle, les mêmes dimensions et la même forme, à l'exception, toutefois, que l'œil ici est placé à sa pointe, et que sa partie postérieure est applatie. Quoique cette correction n'en relève pas extrêmement le mérite, elle est néanmoins la seule dont on pourroit tirer parti, relativement à sa courbure ; mais, par événement, sa brièveté la rend presque généralement inutile. Si cette aiguille, que l'on attribue à Gérard, autrefois chirurgien de réputation à Paris, avoit six lignes de plus, et si l'on formoit sa tige et son extrémité postérieure sur celle de nos aiguilles à suture d'aujourd'hui, elle auroit certainement les conditions requises pour remplir utilement le vœu de son auteur.

Quoiqu'ouverte près de sa pointe, la petite aiguille courbe de la 55.ᵉ planche de Bram-

billa n'est pas non plus sans quelqu'avantage, quoique la manière de s'en servir
diffère essentiellement de celle de Gérard.
La sienne est faite de façon à devoir franchir
totalement l'ouverture qu'elle s'est pratiquée,
et à diriger la ligature du dedans au dehors;
tandis que celle de Brambilla doit, au contraire,
rétrograder après avoir été chargée du lien,
pour en ramener une des extrémités par la
voie où l'aiguille a été introduite, l'autre
étant retenue à l'extérieur.

Indépendamment des vices généraux de
construction signalés dans l'ensemble de ces
aiguilles, il en est un particulier, qui doit principalement fixer l'attention; c'est celui de la
distance du chas, placé à un grand travers de
doigt près de la pointe de l'instrument. Cette
pointe d'ailleurs, si on la considère bien, est
très-peu sûre; elle est applatie, tranchante
jusqu'à cette ouverture, et d'une conformation irrégulière; et, quand bien même sa courbure seroit dans les proportions convenables,
on ne pourroit pas moins se dispenser d'en
faire sortir la pointe hors de la poitrine, de
la longueur de deux travers de doigt, soit

pour en retirer la ligature , soit pour la passer dans l'œil de l'aiguille , à supposer que
l'on eût préféré de l'introduire du dehors au
dedans , plutôt que du dedans au dehors. Il
est inconcevable , d'après cela , comment on a
pu faire graver ces aiguilles dans l'intention de
les rendre utiles , sans avoir balancé leurs inconvéniens.

Mais le défaut de courbure dans ces
aiguilles , prises indistinctement , est leur vice
essentiel ; car , n'étant pas prononcée de manière à s'accommoder à la tournure de la
côte , contre laquelle on se propose de comprimer l'artère ouverte , leur pointe ne peut
manquer d'atteindre le corps de la côte qui
est au dessus. L'expérience que j'en ai faite
dans le temps sur le cadavre , en présence de mes élèves , m'a visiblement démontré qu'on pouvoit même , en tâtonnant pour
en faire sortir la pointe à travers les intercostaux , blesser l'artère supérieure ; c'est à ce
point - là !

La forme de la courbure de l'aiguille de
Goulard et de celle de Poott est absolument
la même. L'œil est placé exactement à la même

distance de la pointe. Elles ne diffèrent entre
elles que par une rainure qui, du chas, se
prolonge, dans la première, le long de la
convexité de la courbure jusque près de
sa tige, avec intention d'y loger la ligature,
et d'une autre rainure encore, mais superficielle, dans sa partie concave. La pointe de
cette aiguille est beaucoup trop déliée; aussi
fléchit-elle dans l'opération. Sa tige, terminée inférieurement en cœur, paroît également
trop étroite pour pouvoir la diriger avec sûreté;
et ceux qui en ont fait usage en conviennent. Poott a supprimé les rainures de la
sienne, comme superflues, et a bien fait. Il
semble aussi qu'il a senti les inconvéniens de
la médiocre surface de la palette en forme
de cœur; et il lui a substitué un manche
arrondi. Brambilla a fait graver l'aiguille de
Poott dans sa 26.ᵉ planche, sous le n.° 6, et
y a joint celle de Garangeot, qui offre moins
d'avantages encore. Celle sous le n.° 7, qu'il
destine également à cette opération, est droite,
terminée en pointe très-aiguë, et longue d'un
centimètre, non compris sa courbure; et à
l'autre extrémité est une tête arrondie.

Quoique Brambilla ne nous dise point à qui appartient cette aiguille, nous aurions été curieux de lire dans son arsenal la description du procédé dans l'usage de cet instrument, dont la singularité de la forme demandoit nécessairement une explication, que nous avions lieu d'attendre de son zèle pour les progrès de l'art, et de sa complaisance.

Quoi qu'il en soit, ces aiguilles ne peuvent être employées qu'avec difficulté et beaucoup de lenteur. Comment se promettre d'adapter et d'assujettir sur l'ouverture de l'artère le petit tampon de charpie, ou le morceau d'agaric qui doit la fermer à la perte de sang? Le jeu de cet instrument dans le cours du procédé s'y prête difficilement, puisqu'en rétrogradant il repousse nécessairement ce tampon en arrière, avec d'autant plus de raison qu'il doit être fixé à l'extrémité de la portion de fil qui est entraîné dans la poitrine. Que de ridicules pareils ne trouve-t-on pas dans les livres composés par les romanciers qui ont écrit pour les soit-disans progrès de l'art!

Il est vrai que l'on a su remédier à cette impossibilité, en plaçant à côté de soi un

aide intelligent, qui, avec l'extrémité du doigt,
contient sur la plaie de l'artère ces petits
corps compressifs, astringens, tandis que l'on
passe l'aiguille. Mais la courbure que j'ai
donnée à cet instrument, désigné particulièrement pour cette opération, prévient cet inconvénient. Elle est telle, cette courbure, que
l'embonpoint du sujet ne peut s'opposer à ce
qu'elle embrasse exactement la côte, en co-
toyant son bord supérieur. Non-seulement
je l'ai renforcée dans sa totalité, et lui ai
donné un peu plus d'étendue en largeur,
mais j'ai rendu sa pointe plus forte par une
vive arrête taillée en biseau, comme celle des
aiguilles ordinaires; et son tranchant est le
même. Il m'a paru plus convenable aussi de
placer l'œil à sa partie postérieure. Le surplus
de ses bords est mousse, et le corps de l'instrument est plat et très-solide.

Il est évident alors que l'aiguille courbe,
dont on se sert communément, peut y suppléer et la remplacer avec non moins d'avantage; et j'en ai la preuve. La manière de passer la ligature avec cette aiguille est beaucoup
plus prompte. L'aiguille, en sortant par l'ou-

verture qu'elle s'est pratiquée , entraînant avec
elle la petite compresse , on est libre de dépo-
ser celle - ci ou de la fixer où l'on veut.
Cette première intention étant satisfaite , le
projet de l'exécution est rempli. Le dispositif
de l'opération est généralement le même dans
l'une et l'autre méthode ; et voici en quoi il
consiste.

Le doigt indicateur de la main gauche ,
la plaie étant convenablement ouverte , reconnoît le lieu précis d'où sort le sang , et il
en suspend le cours. Il n'est point question
de suivre exactement la direction qu'a tenue
l'instrument blessant , pour donner à cette
plaie l'étendue nécessaire ; on doit , dans cette
incision , n'avoir en vue que de se rapprocher
du bord supérieur de la côte , de la même
manière qu'il est prescrit dans l'opération de
l'empième.

Ces préliminaires exigent , pour rendre leur
exécution plus facile et plus sûre , que le
malade soit couché du côté opposé à la blessure , la tête et le bassin situés un peu plus
bas que le tronc. Le même doigt indicateur
engagé dans la plaie , l'opérateur saisit l'aiguille

de la main droite, et, à sa faveur, il en dirige
la pointe de façon que cette aiguille ne s'en
écarte pas, jusqu'à ce qu'elle ait pénétré dans
les muscles intercostaux, à une ligne près,
autant qu'il est possible, du bord supérieur
de la côte. La situation de la main agissante
doit être telle alors, qu'étant d'abord élevée,
il suffira de l'abaisser, toutefois avec circonspection, pour engager l'aiguille dans les chairs,
et la faire sortir à travers les tégumens. Ce
corps compressif placé à quelques millimétres
au-dessus de la plaie artérielle, on réunit les
deux extrémités de la ligature, pour les arrêter
solidement par un nœud qui doit être appuyé
sur une compresse longuette, épaisse de six
ou huit doubles, placée transversâlement sur
le côté. Un bandage de corps, fixé avec soin
pour contenir l'appareil, le recouvre et l'affer-
mit. Le malade ne doit avoir d'autre situation que celle d'être couché sur la plaie, afin
que, dans aucun des cas possibles, le sang
épanché ne soit retenu dans la cavité de la
poitrine.

Section douzième.

De la ligature du cordon spermatique.

La même aiguille convient également pour porter la ligature sous le cordon des vaisseaux spermatiques, lorsqu'il y a nécessité indispensable de retrancher les organes de la virilité. Mais par une suite de ces principes, que l'on croiroit volontiers avoir été imaginés à dessein de rendre l'art d'opérer plus incertain et plus redoutable, on a prétendu, ainsi que dans l'opération de l'anévrisme, qu'avant que de lier le cordon de ces vaisseaux, il falloit en séparer les nerfs et le canal déférent. Le motif de cette prétention est partout le même, c'est toujours avec intention d'éviter les douleurs austères et les convulsions mortelles que l'on croit inséparables de leur ligature.

Mais outre qu'une longue série d'observations dépose contre cette vaine crainte, c'est que l'entrelacement et la confusion des ramifications nerveuses avec les vaisseaux sanguins rendent souvent l'exécution de ce procédé longue et pénible au chirurgien le plus exercé à la dissection, et toujours infiniment douloureuse pour le malade. Qui pourroit d'ailleurs assurer positivement que ces douleurs extrêmes et ces convulsions sont occasionées par la ligature de ces extrémités nerveuses ?

N'est-il pas absurde de vouloir, pour éviter ces accidens, et l'hémorragie surtout, faire passer l'aiguille à travers les vaisseaux qui composent le cordon, pour les lier en deux parties ? Ceux qui l'ont proposé n'ont pas jugé à propos de nous démontrer l'avantage de cette nouvelle méthode sur celle de les lier en masse. On sera toujours surpris que l'on ne se soit pas aperçu combien ces défiances imaginaires, que rien ne peut autoriser, devoient nuire aux progrès de l'art. Malheureusement l'erreur a des accès périodiques, qui, toujours suivis constamment d'une espèce de létargie, suspendent pour un temps les fonctions du génie chirurgical. N'a-t-on pas vu, naguères, conseiller de substituer à cette ligature le renversement du cordon sur le pubis, et de l'y fixer par une compression solide ? et cette méthode n'a-t-elle pas eu des partisans en faveur de sa nouveauté ? Mais on se demande en vain quel auroit été le moyen qu'ils eussent employé si la brièveté de ce cordon n'eût pas permis qu'on le relevât, et l'assujettît ainsi : on ne le dit pas. Bien pénétré des inconvéniens inséparables de cette compression, je n'ai eu garde de la faire servir jamais : et, si jamais aussi j'avois été tenté de la hasarder, les deux circonstances suivantes, où elle a été faite de ma connoissance, m'en auroient bien détourné.

Un bénédictin de la Maison de Marmoutier, département du Bas-Rhin, portoit, depuis plusieurs années, une hydrocèle assez volumineuse, et redoutoit singuliérement l'opération qui devoit définitivement mettre un terme à cette maladie. Depuis long-temps il se bornoit à une cure palliative, qui vouloit être répétée souvent, la ponction. Mais un jour, par événement, la pointe du trois-quart intéressa sensiblement le testicule. Malgré la vigilance du chirurgien dans l'application des topiques résolutifs, spiritueux, cette hydrocèle fut convertie presque sur-le-champ en une hématocèle. Cette tumeur croissoit à vue d'œil, au point que, quelques heures après

l'accident, elle avoit acquis un très-gros
volume ; elle étoit dure, rénitente, froide,
et d'une couleur terne. Le chirurgien ne vit,
dans cette circonstance, de secours plus prompt
et plus sûr que l'opération. Il la proposa au
malade comme indispensable : et celui-ci y
consentit. La tumeur fut ouverte dans sa longueur, et le testicule retranché. Le cordon
spermatique étant sain et prolongé, l'opérateur jugea convenable de le relever sur le
pubis, et de l'y fixer par un appareil compressif. Mais quand même, avec cette compression, il auroit donné à tout le corps la
situation la plus exacte, il n'auroit pu exempter
le malade des douleurs causées par l'extrémité du cordon retenu et comprimé. C'étoit
pour les adoucir que ce chirurgien imagina
de lui donner une position telle que le corps
fît angle avec le bassin : il y réussit. Bientôt
la cessation des souffrances fut suivie d'une
louable suppuration, et la plaie se cicatrisa
dans cette attitude de complaisance. Mais
lorsqu'il fut question de lever le malade, et
de l'engager à faire quelques pas dans la
chambre, il lui fut impossible. Le corps, jeté

en avant et recourbé, ne put jamais reprendre
sa position naturelle. Ce n'est pas que le malade ne fît toutes les tentatives nécessaires
pour y parvenir ; mais ses douloureux efforts
ne purent jamais vaincre la puissante résistance qui s'y opposoit. Il périt quelques mois
après, en dépit de tous les soins pris pour
conserver ses jours.

Quelques années après, le même chirurgien opéra, à Schiltigheim, un jeune juif, d'un
sarcocèle. Le cordon spermatique lui parut
assez long pour pouvoir être ramené et comprimé sur le pubis. Mais, trois heures après
l'opération, ce jeune malade souffrit cruellement, eut de violentes convulsions et vomit
plusieurs fois. Les parens, alarmés, firent prier
le chirurgien de se transporter près de lui,
sous le plus court délai. Dans le compte qu'il
rendit de ses douleurs, il désigna l'aine
comme le point central ; puis il ajouta qu'elles
se répandoient dans la capacité du bas-ventre,
et se prolongeoient sur les régions lombaires.
Le chirurgien qui accompagna l'opérateur dans
cette visite, le citoyen Marchal, vit la source
des maux dont le malade se plaignoit dans

le mode d'arrêter l'hémorragie. Il conseilla
de lever la compression, de lier le cordon,
de le débarrasser du tissu graisseux qui l'en-
touroit, et de l'abandonner à la volonté de
la nature. Cet avis fut saisi et aussitôt exécuté.
A l'instant le malade sentit diminuer ses
souffrances, et elles cessèrent si rapidement
qu'avant que d'avoir quitté ce jeune opéré,
il jouissoit déjà de cette douce tranquillité,
présage du sommeil. La ligature tomba au
terme ordinaire, et la cicatrisation entière de
la plaie fut parfaite dans vingt jours.

Ces deux observations, dont les suites sem-
blent différentes, se rapprochent cependant
beaucoup quant aux résultats : dans l'une,
comme dans l'autre, c'est l'impossibilité de
la rétraction du cordon qui a été le sujet des
vives douleurs qu'ont éprouvées ces castrés.
Si une situation contraire chez le premier les
a rendu supportables, cette précaution n'a,
heureusement, pas eu lieu chez le second, parce
que, immédiates, elles ont averti de la nécessité de lier le cordon et de le lâcher. Aussi
le calme s'est-il rétabli sur-le-champ, et
l'adhérence que le cordon a contractée, le corps

étant situé dans un plan parfaitement hori-
zontal, n'a pu influer défavorablement sur
ses fonctions, de manière qu'il a été guéri
sans avoir à se plaindre par la suite de la
moindre inquiétude.

La rétraction du cordon spermatique, quoique prise dans le sens de la nature et de la
propriété des parties qui le constituent, a
trouvé des opposans. Le mémoire que je pré-
sentai à l'académie de chirurgie sur ce fait, en
1784, donna lieu à plusieurs discussions, dont
le résultat fut la négative de cette rétraction.
Mais différentes opérations de ce genre m'ayant
remis, chaque fois, le même événement sous
les yeux, je me permis de reproduire ce mémoire, en y réunissant et d'autres observations,
et l'opinion d'un savant, alors chirurgien en
chef de l'école vétérinaire de Charenton, qui
avoit observé, comme moi, la rétraction du
cordon spermatique sur les chevaux, après
la castration. Ce fait, aussi évident que naturel,
est incontestable aujourd'hui. Il doit même
être favorisé, si l'on veut éviter les suppurations abondantes, ou les abcès dans les environs de l'anneau. Le moyen d'y parvenir est

simple. Il consiste à disséquer, ou à rompre, aussi haut que possible, avec le manche d'un scalpel, le tissu adipeux qui lui sert d'appui dans l'ouverture de l'anneau, jusqu'à son entrée dans le bas-ventre. Cette dilatation peut se faire avant ou après avoir placé la ligature ; mais il est toujours plus prudent de se rendre maître du sang auparavant, afin que, tenant le cordon avec le pouce et l'indicateur de la main gauche, on puisse, sans risque de le lâcher, l'élever, l'abaisser et le porter en différens sens, pour le débarasser de ses adhérences, après l'avoir lié.

Ce lien doit être posé à un travers de doigt de l'extrémité du cordon. Quelques-uns recommandent de lui faire faire deux tours, et de l'arrêter par un double nœud. Le ruban doit être assez long pour qu'on puisse en conserver au dehors une étendue de deux centimètres, pour avoir la facilité de le retirer s'il a été engagé assez profondément dans l'anneau par la rétraction du cordon. Lorsqu'on a jugé à propos de porter la ligature avant que de détruire la toile celluleuse, on se sert de l'aiguille courbe.

SECTION TREIZIÈME.

Des Varices.

La ligature des vaisseaux veineux pour cause de dilatation excessive de leurs calibrés, n'a pas moins fixé l'attention des praticiens que celle qui a rapport à la dilatation contre nature des vaisseaux artériels. Les progrès de la chirurgie sont marqués dans l'un et l'autre cas.

Celse vouloit que l'on cautérisât ou que l'on extirpât toutes les varices. *Igitur vena omnis, quæ noxia est, aut adusta tabescit, aut manu exciditur.* Mais ce mode de guérison a paru par trop rigoureux à la plupart des chirurgiens qui lui ont succédé. Goucy préfère de les percer, à leur base, avec une aiguille courbe, enfilée d'un double fil ciré, et d'y faire une forte ligature. Ce moyen lui semble le plus convenable et le plus sûr pour les guérir radicalement. ,, La veine vari- ,, queuse, c'est lui qui parle, étant liée, on ,, l'ouvre ensuite avec la lancette au - dessus ,, de la ligature, après en avoir tiré le sang

,, qui croupit, et on panse ensuite la plaie
,, avec un digestif. ,,

Harris improuve également la méthode de
Celse, sur laquelle Heister passe très-légère-
ment, quoique cependant il adoptât celle de
ce chirurgien, méthode naturellement conforme à celle de Goucy. Heister s'y décide
d'autant qu'il redoute les suites de cette maladie, ayant été témoin des souffrances qu'é-
prouvoient ceux qui en étoient affectés, et
des hémorragies mortelles auxquelles ils étoient
exposés. Mais, quoique son opinion fût
favorable à la ligature faite avec l'aiguille
courbe, il n'indique pas pour cela la manière
d'y procéder.

Les uns recommandent dans cette opération d'inciser de droite et de gauche, à côté
de la varice, pour éviter l'inflammation causée par la piqûre de l'aiguille, et le passage
du fil à travers la peau. Les autres contestent,
avec raison, la nécessité de ces incisions, et
pensent que cette inflammation n'est jamais
de nature à donner la moindre inquiétude.

L'aiguille la plus courte, entre les courbes
corrigées, est celle que l'on doit faire servir

de préférence. Par la forme de la pointe, on est certainement dispensé d'inciser la peau latéralement. Il ne s'agit que de plonger cette aiguille au-dessous de la dilatation, à six ou sept millimètres de la veine, et de l'enfoncer assez pour ne pas l'intéresser en passant. Une petite compresse onglette, de quatre doubles d'épaisseur, couchée le long du vaisseau, pour supporter le nœud de la ligature, est garante du tout.

Toutes les fois donc que, par un excès de dilatation des vaisseaux variqueux, ils feront craindre leur rupture, la ligature est indispensable. Toute négligence à ce sujet, ou à tous autres qui pourroient répondre à l'intention de ce moyen, seroit répréhensible.

Un pâtissier, qui m'avoit consulté, depuis quelques jours, pour des varices considérables, dispersées sur la totalité de la jambe droite, répugna à la ligature que je lui avois conseillée. Son prétexte fut qu'il lui étoit impossible de garder le lit, sans nuire à son commerce. Quelques jours après, il périt d'hémorragie pendant la nuit, une de ses varices s'étant rompue.

Pareil événement arriva à une cuisinière, quoiqu'il fût plein jour. Depuis plus de trois mois je ne cessois de lui représenter l'urgente nécessité de la ligature de deux grosses veines variqueuses, qui rampoient sur la face latérale interne de la jambe droite : elle s'y refusoit avec opiniâtreté. Un matin ces deux varices se rompirent, en posant le pied à terre au sortir de son lit ; elle fut trouvée morte et baignée dans son sang, lorsqu'on entra dans sa chambre pour savoir la cause du retard de son lever.

Je n'ai jamais été à même de faire cette ligature qu'une seule fois. Une femme de Biarne, village du département du Jura, âgée de quarante ans, habituée aux pénibles travaux de la campagne, mère de plusieurs enfans, portoit, depuis près de douze ans, une varice à la partie supérieure interne de la jambe droite. Elle rapportoit l'époque de l'apparition sensible de cette maladie, à sa première grossesse. Lorsqu'elle me consulta, cette varice étoit du volume d'une aveline. La peau qui la couvroit étoit extrêmement mince et luisante. Cependant la veine, aux

dépens de laquelle sa naissance et son accroissement avoient eu lieu, n'étoit point trop dilatée. La crainte que je lui inspirai de succomber, au milieu des champs, par une hémorragie subite, la détermina à l'opération.

Je ne plaçai qu'une ligature au-dessous
de la tumeur, laquelle fut ouverte avec une
lancette ordinaire, dans l'étendue de son volume. Après avoir débarrassé la plaie d'un
sang grossier et noir, j'appliquai, en premier
appareil, deux plumasseaux gradués, trem-
pés dans l'esprit de vin, et exprimés ; je les
contins par de petites compresses longuettes,
analogues, et par un bandage médiocrement
serré. Chaque jour il étoit prescrit à cette
femme d'humecter modérément cet appareil
avec de l'eau froide, et cela s'exécutoit. La situation, le repos absolu, et un régime discret,
affoiblirent les petits accidens ordinaires, et le
douzième jour la plaie fut parfaitement consolidée.

Les moyens prophilactiques, employés contre l'excès de dilatation des veines, sont généralement connus. Le régime, le repos, le bandage compressif, ou les bottines de peau de

chien, recommandées avec tant de soin par
Dionis, ont d'utiles effets, mais ne guérissent
point. Ces sages et prudentes précautions étant
étrangères à mon objet, j'ai cru devoir les
taire. Elles sont d'ailleurs si bien et si clairement présentées par ceux qui se sont spécialement occupés d'un travail général sur cette
espèce de tumeur sanguine, qu'il est impossible qu'elles puissent échapper à l'attention
des jeunes praticiens, en faveur de qui, et
exclusivement, je me suis proposé de publier
ces réflexions pratiques.

SECTION QUATORZIÈME.

*De l'inutilité et de l'abus des ligatures
dans l'extirpation des tumeurs carcinomateuses et cancéreuses des mamelles, des tumeurs enkystées, etc.*

On lit dans le cours successif des progrès
de l'art, que la cautérisation du cancer des
mamelles, chez les femmes, a été le premier
moyen employé pour le détruire. On y avoit
d'autant plus de confiance que le feu avoit

alors la réputation de guérir radicalement les
ulcères cancéreux de la face et des autres
parties du corps ; et que, partout où les topiques avoient échoué, le feu étoit le seul moyen
qui pût décider la guérison : *Quæ medicamenta
non sanant, ignis sanat.* On oublioit probablement alors qu'il y avoit un intermédiaire
curatif, et que cet intermédiaire étoit l'instrument tranchant. Aussi l'inefficacité de ce
moyen, ses ravages, et les douleurs cruelles
qu'il causoit au malade en pure perte, firent-
ils recourir à l'extirpation, comme au remède
le plus sûr et le plus doux comparativement.
Le procédé instrumental incisoire d'alors
vouloit qu'on découvrît d'abord en totalité la
tumeur, qu'on la séparât des chairs, puis ensuite qu'on la traversât d'un ruban de fil dans
son centre, au moyen d'une aiguille, et que
l'on confiât les extrémités de ce ruban à
un serviteur qui eût l'attention de soulever
la tumeur du côté opposé à celui où le chirurgien en fait la section. Cette méthode est
décrite dans Fabrice de Hilden ; mais il n'en
parle que comme historien, puisque déjà il
avoit pleine connoissance des ouvrages estimés

qui avoient paru avant lui , et dans lesquels
on traçoit une méthode plus saine et bien
moins rigoureuse. *Ubique autem utrinquè*
cancer detectus est , atque a carne discretus ,
acu filum ducente medius transfigitur , ex-
trema fili connodantur , et capitibus intente
per ministrum attractis , contrariâ parte quâ
chirurgus secat.

L'aiguille dont parle ici Hilden est probablement celle qu'Heister a fait graver dans
ses instituts, et qu'il désigne pour cette opération, quoiqu'il fût loin de l'approuver, à
en juger d'après le silencieux intérêt qu'il y
met. Elle n'est pas seule dans cette planche,
cette aiguille ; on y en voit plusieurs de différentes longueurs, dont les pointes se termi-
nent en langue de serpent. Communément
aussi on en employoit deux, pour peu que la
tumeur fût volumineuse, et on les faisoit croiser. Avec cette disposition, on avoit quatre
extrémités de ruban , qu'on réunissoit au
moyen d'un nœud , duquel résultoit une anse.
L'opérateur plaçoit les doigts de la main gauche
sur la tumeur, de manière à pouvoir la soulever totalement , lorsqu'elle n'étoit pas retenue

par d'étroites adhérences ; et de la main droite
il passoit sous ces ligatures un instrument
tranchant, en forme de grand bistouri ou
de scalpel, pour extirper le mal jusque dans
ses racines.

L'inutilité de cette précaution, souvent infidèle, et toujours préjudiciable au malade,
puisqu'on prolongeoit ses souffrances avec
l'opération, l'a fait abandonner. On n'a pu
se refuser à l'évidence, car il est au moins
senti que, malgré l'attention du serviteur et
l'adresse de l'opérateur, ces ligatures couroient
souvent les risques d'être atteintes et coupées
par l'instrument, et que, dès-lors, l'intention
manquoit son but.

On imagina, d'après ces considérations, de
leur substituer une grande pince, dont les
branches crochues et pointues devoient saisir
la tumeur pour l'élever, et favoriser de même
le passage de l'instrument. Mais d'autres inconvéniens, non moins désagréables que ceux
des aiguilles et des ligatures, l'ont également
fait rejeter.

On seroit assez disposé à croire, d'après
l'opinion commune qui attribue l'invention

de cette pince à Helvetius, dont elle portoit le nom, qu'elle a été disgraciée par son auteur même. Un peu trop de confiance de la part d'Heister lui fait insinuer que la méthode simplifiée d'extirper les tumeurs carcinomateuses des mamelles, méthode qui se borne à grouper le carcinome, de la main gauche, tandis que la main droite le dissèque, n'a été connue en France qu'en 1705, selon Helvetius, qui se flatte d'avoir été le premier qui, à cette époque, l'ait fait pratiquer de cette manière. Mon profond respect pour celui qui dit, et pour celui qui croit, ne m'empêchera jamais de relever une erreur littéraire aussi frappante. Il suffit, pour s'en convaincre, de parcourir *Amatus Lusitanus* et *Arétée* de Cappadoce, dont les ouvrages avoient cours en France long-temps avant la naissance d'Helvetius.

Ce procédé est décrit très-explicativement dans l'un et dans l'autre. Arétée, en particulier, le rend avec beaucoup de concision ; voici comment il s'explique : *Sic ut commodus ad medentem se habeat, cæteris ad summam omnibus rite comparatis per sinistram*

manum comprehensâ mammâ cutis acutissimo
scalpro secundùm longitudinem dissecetur, etc.

Il est donc bien manifestement prouvé que,
de son temps déjà, on n'employoit plus
ni les aiguilles ni les anses de fil, pour soulever la tumeur ; qu'on la saisissoit d'une
main, et qu'on l'incisoit de l'autre dans sa
longueur, pour la détacher des tégumens et
l'emporter ensuite avec l'instrument tranchant.

Le même mode avoit lieu autrefois pour
l'extirpation des tumeurs enkystées. L'usage
vouloit qu'on passât, sous leur kyste, une
aiguille droite, d'une longueur proportionnée,
et enfilée d'un ruban, afin de soulever la
tumeur en son entier. La ferme croyance dans
laquelle on étoit que la moindre parcelle du
kyste, échappée à l'opération, suffisoit pour
déterminer la répullulation de la maladie,
avoit inspiré cette absurde précaution. Mais
aujourd'hui qu'on est revenu de ces craintes,
on ouvre ces tumeurs dans leur étendue,
si elles sont d'un médiocre volume; ou, si
elles sont considérables, on y pratique deux
ouvertures, l'une à la partie supérieure, l'autre
à la partie déclive, à travers lesquelles on

17

passe un séton. Ces tumeurs étant vides, on les enflamme, on y excite la suppuration, et enfin elles se cicatrisent, sans laisser après elles les plus légères inquiétudes.

Les lumières de l'art et de l'expérience apprennent à l'opérateur à distinguer le caractère de ces tumeurs, susceptibles ou non d'être extirpées. Maître-Jan voyoit un grand abus dans la dissection du kyste des tumeurs lupeuses des paupières. Aussi les emportoit-il en masse avec l'instrument tranchant, sans les entamer, toutes les fois qu'elles étoient de forme à être saisies par la ligature, et il ouvroit au contraire toutes celles qui ne la supportoient pas. Il n'avoit de ménagement ni de considération pour aucune de ces excroissances, qu'elles fussent placées dessus ou dessous les paupières, ou qu'elles fussent particulières au globe de l'œil; et, s'il se servoit alors de l'aiguille, c'étoit comme instrument accessoire à l'opération. Les diverses espèces de verrues, l'encanthis, le staphilôme, et le ptérigion même, n'en étoient pas exceptés, à moins que ce dernier, indocile aux remèdes, ne prît un accroissement tel que l'œil en fût

couvert; alors, que son caractère fût membraneux, ou variqueux, ou adipeux, Maître-
Jan l'attaquoit par l'opération, et il la prati-
quoit comme il suit.

Les paupières ouvertes, et ainsi maintenues,
la supérieure par un aide, et l'inférieure par
le chirurgien opérant, il se servoit d'une
aiguille ronde, plus longue que les aiguilles
ordinaires, un peu déliée et mousse, à laquelle
il donnoit une courbure convenable, en la
faisant rougir et détremper à la flamme d'une
chandelle, afin qu'elle ne piquât point, et
qu'elle glissât plus aisément entre l'ongle et la
conjonctive, sans la blesser. Cette aiguille
enfilée d'un crin de la queue d'un cheval,
qu'il paroissoit préférer au fil de soie retors
et fin, il l'engageoit par dessous le ptérigion,
en la passant dans son centre, ou à peu près.
L'aiguille devenue inutile, il la supprimoit,
et saisissoit, de l'une et l'autre main, les extrémités du crin, qu'il faisoit cheminer avec
douceur de droite et de gauche, en manière
de scie, pour détruire les adhérences. L'ongle
étant séparé, il rassembloit et lioit les extrémités de cette ligature, puis soulevoit, au

moyen de cette anse, ce qui étoit détaché ; il terminoit l'opération en coupant avec le tranchant de la pointe d'une lancette, ou avec des ciseaux, la racine de cette excroissance, le plus près possible de la cornée transparente.

Au reste, c'est partout qu'un peu d'intelligence, de génie et d'adresse suppléent à l'aiguille, dans plusieurs circonstances où la ligature indiquée peut être placée sans le concours de cet instrument.

Je dépasserois les bornes que je me suis prescrites, si, en parlant des aiguilles à suture, et des plaies sanglantes où leur usage est ou utile, ou abusif, je comprenois, dans le nombre de ces instrumens certains d'entre eux auxquels on donne gratuitement le nom d'aiguilles, et qui sont destinés à tout autre emploi : telles sont, par exemple, l'aiguille à cataracte ; ces épingles, assez généralement connues sous le nom d'aiguilles, dont une des extrémités est triangulaire et pointue, et l'autre boutonnée, dont on se servoit pour la suture entortillée, après l'opération du bec de lièvre ; comme aussi l'aiguille que Platner a fait graver, et qu'il attribue à Voolhouse, pour ouvrir la cornée dans l'hypopion. Je me crois également dispensé de citer l'aiguille à séton, dont les anciens ont si souvent abusé pour ouvrir des fonticules dans diverses affections de la tête indistinctement, genre d'opération qui n'a pas toujours été sans accident, quoiqu'assez ordinairement inutile, puisqu'on peut y suppléer de tant de manières. Cette aiguille a la forme et la figure de celles dont se servent les emballeurs; comme elle, sa pointe est triangulaire et un peu recourbée. C'est sur ce modèle qu'Heister en a proposé une, d'un volume bien inférieur, à la vérité, en remplacement de celle de Voolhouse, dans l'ouverture de l'hypopion.

Ce n'est point ici non plus la place de la grande et petite aiguille à séton, en usage dans les pansemens journaliers, lorsqu'il s'agit de déterger ou de raviver des sinus communicatifs, qu'une longue distance entre eux ne permet pas de confondre en une seule plaie sans encourir la fâcheuse chance des suppurations surabondantes et intarissables qui épuisent les malades et les énervent.

Même motif encore pour me taire sur l'aiguille à fistule d'autrefois. Cet instrument, duquel on a fait connoître les inconvéniens dans le discours préliminaire, n'a pas plus de droits que celle dont nous venons de parler, à trouver place ici.

Mon objet seroit rempli, celui d'avoir pu concourir utilement aux progrès de la chirurgie des plaies nouvelles, si, en parlant de ces plaies, j'eusse été assez heureux pour exposer, au moins avec clarté, les cas où la suture est nécessaire et indispensable, et ceux où elle est abusive et préjudiciable.

Au reste je n'ai consigné dans cette clinique que le résultat des observations faites dans le cours d'une assez longue pratique. J'en ai appelé, par occasion, quelques-unes de divers chirurgiens illustres qui nous ont précédés, et dont l'autorité donne infiniment de poids à mes assertions. Mais, n'importe, je réclame en ma faveur cette indulgence aimable qui fut toujours la sauve-garde des hommes trompés, et l'ennemi déclaré des trompeurs. Ma franchise me dit que j'y ai des droits ; l'erreur, d'ailleurs, communément

se pardonne, lorsque, sans obstination, on cède
à l'évidence. Si les méditations auxquelles ces
observations m'ont entraîné, m'avoient égaré,
j'aurois beaucoup à m'en plaindre, moi, qui
m'y suis abandonné avec d'autant plus de confiance qu'elles m'ont été suggérées par une
longue suite de comparaisons faites entre leurs
divers objets. Ce sont ces méditations que j'ai
toujours eu à cœur d'entretenir par une étude
constante, que rien n'a jamais pu interrompre,
si ce n'est l'orage précurseur des lamentables
événemens qui ont renversé la médecine, et
défiguré la raison, pour substituer à l'une
un empirisme nouveau, et à l'autre un
nouvel alcoran : et qui ne l'auroit pas craint,
cet orage, puisque, dans le déluge de maux
qu'il a causés, l'art de guérir a été bouleversé
de fond en comble, et qu'aujourd'hui ses
restes sont, ou souillés par un ingrat mépris,
ou abandonnés à la volonté du caprice des circonstances ?

F I N.

Explication de la planche.

Aiguilles A B C.

A. Son extrémité antérieure, qui tient le milieu entre le
grain d'orge et le grain d'avoine. Elle doit être triangulaire ; le tranchant de ses biseaux doit être d'environ
dix millimètres.

B. La courbure de la branche est aplatie ; le biseau mousse
vient terminer la partie postérieure de l'aiguille.

C. A son extrémité se trouve le chas , percé à froid et
équarri à la lime , assez large pour contenir le ruban
de fil dirigé par deux rainures , qui sont creusées sur
son bord antérieur et postérieur.

D D D.

Aiguilles de grandeurs différentes , faites sur le même
modèle.

D D.

Indiquent deux petites aiguilles renversées , et montrent
qu'elles sont plates sur les deux faces.

On a cru devoir graver ici trois aiguilles autrichiennes.

E.

La première a beaucoup de ressemblance avec l'aiguille de
Paré.

F.

Celle-ci, courbée en quart de cercle sur son tiers antérieur ,
est droite et arrondie dans les deux tiers supérieurs.
Elle figure parfaitement bien avec les anciennes aiguilles
françaises par son tranchant.

G.

La troisième est la plus longue. Elle est courbée sur son tiers
antérieur, tranchante en dedans , aplatie extérieurement
le long de sa convexité jusques et près de sa moitié ; le surplus de sa partie postérieure est uniformément aplatie jusqu'à son chas , qui est creusé latéralement. Par son tranchant, elle imite parfaitement un instrument que les
jardiniers désignent sous le nom de volant, qui sert à la
taille des arbres et des haies.

*La conformation de cette aiguille ne laisse apercevoir
aucun cas où elle puisse servir.*

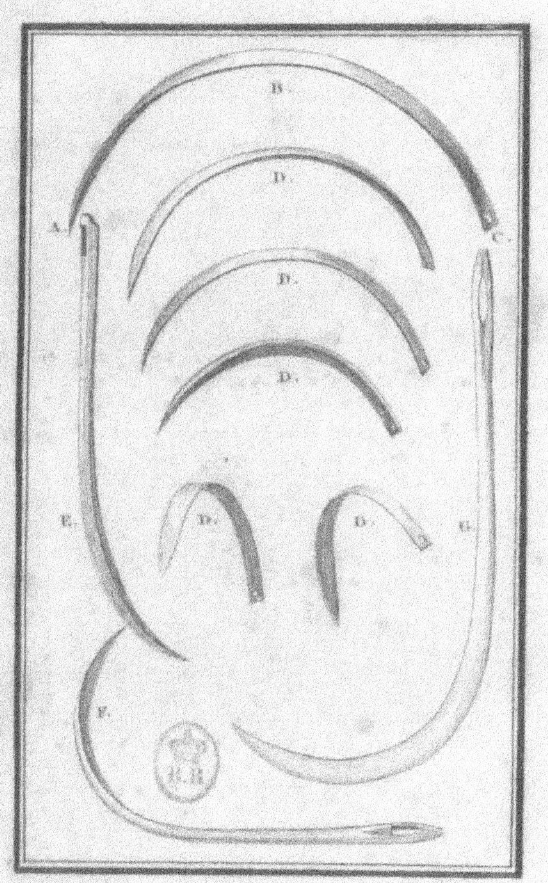

B.
D.
D.
D.
A.
C.
E.
D.
D.
G.
F.

9 782329 248479